U0140631

常见精神障碍病例中西医诊疗

主 编 古 联

主 审 刘 泰

上海科学技术出版社

图书在版编目（CIP）数据

常见精神障碍病例中西医诊疗 / 古联主编. -- 上海：
上海科学技术出版社，2023.9
　ISBN 978-7-5478-6278-0

　Ⅰ. ①常… Ⅱ. ①古… Ⅲ. ①精神障碍－中西医结合
－诊疗－病案 Ⅳ. ①R749

中国国家版本馆CIP数据核字(2023)第147618号

常见精神障碍病例中西医诊疗
主编　古联
主审　刘泰

上海世纪出版(集团)有限公司
上海科学技术出版社　出版、发行
(上海市闵行区号景路 159 弄 A 座 9F - 10F)
邮政编码 201101　www.sstp.cn
上海颛辉印刷厂有限公司印刷
开本 787×1092　1 / 16　印张 11.5
字数 200 千字
2023 年 9 月第 1 版　2023 年 9 月第 1 次印刷
ISBN 978 - 7 - 5478 - 6278 - 0/R · 2813
定价：98.00 元

内容提要 | ABSTRACT

精神疾病的诊治综合性高，而且大多数精神疾病至今尚无可以确定诊断的特异性症状和实验室指标，诊断主要基于对各类临床资料的推理与分析。在实际工作中，不少医师会按照各自习惯的思维模式和原则来归类分析，并确定对于诊断最为重要的资料。理论上讲，正确的诊断步骤应该是对全部临床资料进行系统分析，这就要求医师不仅要有丰富的临床经验，而且要有正确的决策能力。

本书所选择的精神科常见病例，均依据临床诊疗的实际流程和不同疾病的具体特点来逐步展示病例的内容，将各个疾病的知识点在病例中有机地体现出来，层层演绎，逻辑分析。全书收录了 41 例常见精神障碍中西医结合诊疗病例，包括不安腿综合征、发作性睡病、失眠障碍、睡行症、神经梅毒所致精神障碍、阿尔茨海默病所致精神障碍等多种精神障碍疾病。病例从主诉、现病史、既往史、查体到诊断、鉴别诊断，最后到中西医的具体治疗、护理，均有详细论述，既如实记录了中西医诊疗过程，又突出了中医辨证施治特色。本书有助于提高临床工作人员运用知识的能力，培养正确的临床诊疗思路。

古联简介 | PROFILE

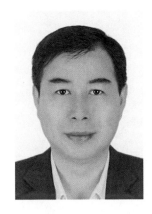

医学博士,教授,主任医师,博士研究生导师。广西中医药大学第一附属医院脑病二区主任,兼任广西中医药大学第一附属医院仙葫院区脑病科主任。国家临床重点专科学术带头人,第五批全国名老中医学术经验继承人,第三批广西医学高层次学科带头人,广西医师协会脑病专业委员会主任委员。获得广西科学技术进步奖二等奖1项(第一完成人),广西高校高等教育成果三等奖1项;获得广西"十百千人才"称号,广西第一届"十佳医师"称号,以及广西中医药大学教学名师、广西中医药大学十佳教师、广西中医药大学优秀硕士研究生导师等荣誉称号;主讲的课程2020年获得全国一流本科金课和广西一流本科金课荣誉。主持国家自然科学基金项目5项,以第一作者/通讯作者身份发表论文74篇,其中SCI论文41篇,中文核心论文33篇,作为副主编参编全国中医药教材多部。

刘泰简介 | PROFILE

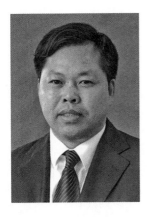

二级教授，主任医师，硕士研究生导师。广西首批名中医，广西（壮瑶）中医优秀临床人才研修项目指导老师，国家临床重点专科中医脑病学科带头人。曾任广西中医药大学附属瑞康医院神经内科主任，广西中医药大学第一附属医院脑病科主任。曾兼任中国中西医结合神经科专业委员会副主任委员，中国民族医药学会脑病分会副会长，中国中医药研究促进会脑病学分会副会长，中国中药协会脑病药物研究专业委员会副主任委员，中华中医药学会脑病分会常委，中国睡眠研究会中医睡眠医学专业委员会常委，中国中西医结合心身专业委员会委员，中华中医药学会神志病分会委员，广西中医脑病专业委员会创会主任委员，广西亚健康科学技术研究会副会长，广西康复医学会副秘书长。

从事中医和中西医结合内科临床、科研、教学、管理工作近 40 年，临床经验丰富，是全国著名中医脑病临床专家。善于运用中医、中西医结合方法诊断和治疗脑病科常见病、多发病、疑难重症。主持科研课题 23 项，其中国家级课题 5 项，省级课题 10 项；荣获科研奖励 16 项，包括广西科技进步奖二等奖 1 项、三等奖 5 项，获国家发明专利 1 项。出版专著 11 部，近 5 年发表论文 51 篇。

编委会名单 | LIST

序言 | PREFACE

中医治疗脑科疾病源远流长。早在殷商时期就有关于脑病的记载，如"武丁因疾首而占卜"，即涉及头部疾患。中医经典著作《黄帝内经》有大量关于脑病的论述，如《素问·至真要大论》的病机十九条"诸风掉眩，皆属于肝"，认为眩晕和肝密切相关；"诸暴强直，皆属于风"，认为肌张力障碍性疾病与风邪相关；"诸躁狂越，皆属于火"，认为精神躁狂与火邪有关，等等。

精神心理疾病和神经系统疾病没有不可逾越的壕沟，无论精神心理活动还是神经功能，都属于脑的功能范畴。精神心理大致属于中医"神志""神明"范畴。中医曾有"心主神明"和"脑主神明"的不同争辩。但是，中医的"心"和"脑"在概念上是有机统一的，不应该被西医学的解剖概念干扰。"心主神明"和"脑主神明"并不矛盾，心为"君主之官"是中医理论核心的认识，"心"与"脑"有内在的统一性。中医理论认为，脑为"奇恒之腑"，具有主管神志、意识、思维和运动等功能，精神心理活动皆为脑之所主，脑病可以出现精神行为异常的症候。

我曾诊治一例脑炎患者。患者是一名快递小哥，入院前1周开始出现烦躁易怒、失眠，人际关系很敏感，和女朋友也分手了。患者之前曾求诊，显现出来的是精神和情绪问题，医生开了安眠药。几日后，开始不能去上班了，整天睡觉。家人认为是和女朋友分手后，受到精神刺激导致的。随后，患者出现肢体乏力、发抖、胡言乱语，在床上大小便，肢体抽搐。家人意识到问题的严重性才将患者送来我科住院。经腰椎穿刺、脑电图、头颅磁共振等辅助检查，最后确诊为自身免疫性脑炎。这是一例典型的神经系统疾病合并出现精神行为异常的病例。如果不能有机地把精神心理症状与神经功能缺损症状统一在一起，就不能理解与解释这类疾病发生发展的过程与临床特征，容易出现误诊和漏诊。

中医自古以来就有"风、痨、臌、膈"四大顽症的认识，"风"即是脑病学的"中风病"。脑病学是中医内科学的重要分支，是以中医基础理论为依据，系统阐明脑病的生理病理、病因病机以及脑病发生发展规律，诊治方法及康复、保健措施的科学，涵盖了西医学神经病学、精神病学、心理学、康复医学等相关内容。

脑病学在临床上有相当重要的地位。在《国家中长期科学和技术发展规划纲要（2006—2020 年）》中，把"脑科学与认知"列入基础研究 8 个科学前沿问题之一。此后，《中华人民共和国国民经济和社会发展第十三个五年（2016—2020 年）规划纲要》中提出的"科技创新 2030 重大项目"也包含"脑科学与类脑研究"。国家对脑科的重视程度可见一斑。

继承与创新是中医药事业发展的核心任务。广西中医药大学第一附属医院脑病科在院领导与国医大师、广西名中医专家团队带领下，课题研究越来越深入，团队建设越来越壮大。他们博综古籍，采撷百家，继承前人理论、经验，在继承基础上努力创新。本书就是广西中医药大学第一附属医院脑病科团队临床工作经验的总结，包含阿尔茨海默病、库欣综合征、脑肿瘤、脑卒中、不安腿综合征、甲状腺功能减退症、脑外伤等数十个病例。从具体病例入手，剖析病例背后的生理病理学机制，从中西医结合的角度，提出诊疗方案。本书可供在读医学生、规培医师以及住院医师参考。

我为本书的出版感到欣慰。祝愿广西中医药大学第一附属医院脑病科能茁壮成长，引领广西中医药事业发展，为全国中医药事业的发展添砖加瓦！

刘泰

2023 年 7 月

目录 | CONTENTS

病例 1 ▶ 不安腿综合征

基本情况

一般情况：陆某，女，62 岁，初中文化，已婚，退休工人。

主诉：双下肢不适感 3 年。

现病史：患者于 3 年前开始常于凌晨 1 点钟左右出现双下肢不适，难以名状，非酸、非麻、非胀感，难以忍受，需拍打、揉按双腿，或下床走动，或外搽清凉油，或服用止痛药、感冒药等才能使腿部不适感减轻，并继续入睡。起初为间断发作，多于每年冬季出现。2018 年下半年病情再发，每晚刚要入睡时即出现双下肢不适，并伴有双下肢抖动，心烦、胸闷，拍打、揉按、涂药、热敷双下肢等均无改善，必须下床不停走动才能使不适感减轻。多次到外院就诊，诊断为"不安腿综合征"，先后予卡马西平、氟哌噻吨美利曲辛（黛力新）、阿普唑仑、氟桂利嗪（西比灵）、多巴丝肼（美多巴）、溴隐亭等药物治疗，腿部不适感有所减轻，但睡眠改善不明显。今年初患者症状加重，彻夜不眠，每次刚要睡着就出现双下肢难以忍受的不适，双下肢不自主大幅度抖动、拍击床面，拍打声巨大，家属在其他房间也会被拍击声吵醒。严重影响患者睡眠，家人也受拍击声惊吓。再次到医院就诊，诉先后服用 10 余种药物均不能控制双下肢抖动（具体用药不详）。今为求进一步诊疗，至我科门诊就诊收入院。患者精神欠佳，纳差，时有心烦，情绪不稳，小便可，时有便秘，体重减轻 5 kg。既往史、药敏史、个人史、家族史无特殊。

入院查体：体温 36.5℃，心率 80 次/分，呼吸 20 次/分，血压 115/60 mmHg。内科查体无异常。神经系统查体未见明显阳性体征。

辅助检查：血常规、电解质、肝肾功能、甲状腺功能、心肌酶谱、心脏标志物联合检测等未见明显异常。心电图检查示窦性心律,大致正常心电图。头颅 MRI 平扫未见明显异常。外院多导睡眠监测检查示可见重度周期性腿动,指数为 101.6。临床可考虑不安腿综合征,合并周期性腿动。

西医诊断治疗

1. 西医诊断　不安腿综合征。

2. 诊断依据

(1) 主诉双下肢难以忍受的不适感。

(2) 多导睡眠监测检查示重度周期性腿动,指数为 101.6。

(3) 排除器质性精神病、精神活性物质和非成瘾性物质所致精神障碍。

3. 西医鉴别诊断

(1) 夜间腿肌痉挛:表现为夜间突发的肌肉痉挛、肌肉扭结,通过伸展腿部、站立、走动可使症状得到缓解。有明显的肌肉疼痛,而不是感觉异常,常可触及痉挛的肌肉。本病例患者无明显肌肉痉挛,故可鉴别。

(2) 静坐不能:抗精神病药物引起的静坐不能,表现为患者想要通过移动整个身体来缓解不适症状,之前存在使用过多多巴胺受体拮抗剂病史,常同时伴有轻度锥体外系症状,无家族史、无昼夜节律变化及很少影响睡眠等特点,这可与不安腿综合征相鉴别。

4. 西医治疗

(1) 西药治疗:盐酸普拉克索 0.25 g/次,1 次/晚;阿普唑仑片 0.4 mg/次,1 次/晚。

(2) 松弛疗法。

中医辨证施治

1. 中医诊断　痹病(痛痹)。

2. 诊断依据

(1) 临床表现为双下肢不适感,多于每年冬季出现。

(2) 伴有心烦、情绪不稳等。

(3) 排除药物、中毒及躯体器质性病变所致。

3. **中医鉴别诊断** 与痿病相鉴别。

痹病以肢体关节疼痛为特征;痿病肢体痿弱无力,肢体关节一般无疼痛,据此可鉴别。

4. **中医辨病辨证分析** 症见双下肢难以忍受的不适感,精神欠佳,纳差,舌质淡,苔薄白,脉弦,故证属痛痹。缘于患者劳累过度,耗伤正气,卫外不固,腠理空虚,外邪乘虚而入,加之不慎冬天感受风寒湿邪,因寒邪偏胜,寒主收引,其性凝滞,气血痹阻不通,故见肢体不适,似麻非麻感,舌质淡,苔薄白为寒象,脉弦为属寒主痛之征。病位在经脉,累及肌肉、筋骨、关节,病性属实或本虚标实。

5. **治法方药**

治法:温经散寒,祛风除湿。

方药:乌头汤加减。川乌 6 g,麻黄 10 g,黄芪 20 g,白芍 10 g,甘草 10 g。

方解:风寒湿邪乘虚而入,留于关节,经脉痹阻,气血运行不畅,则关节疼痛麻木不适。方中麻黄发汗宣痹;川乌祛寒止痛;白芍、甘草缓急舒筋;黄芪益气固卫,助麻黄、川乌温经止痛,又可防麻黄过于发散。诸药配伍,能使寒湿之邪微汗而解,则病邪去而疼痛止。寒湿盛者,加入细辛、苍术;上肢疼痛,加桂枝;下肢疼痛,加牛膝。

病例特点及转归

本例病例特点为:① 患者老年女性,病程长,病情迁延难愈。② 主要症状为刚要睡着出现双下肢难以忍受的不适感,双下肢不自主大幅度抖动、拍击床面。③ 既往史、个人史、家族史均无特殊。④ 内科查体及神经科查体未见明显阳性体征。⑤ 辅助检查,外院多导睡眠监测检查可见重度周期性腿动,指数为 101.6。综合以上,临床可考虑不安腿综合征,合并周期性腿动。

患者来我科住院治疗,经西药普拉克索等及中药治疗,并配合针灸、中药沐足等,第 3 日时双下肢抖动基本控制,1 周后双下肢不适感完全消失,睡眠改善。共住院 20 日,出院时患者可自然入睡,睡眠质量良好,双下肢无不适感及抖动。出院后患者继续坚持治疗,足疗程后逐渐减少药量。门诊随诊,目前仅小剂量药物维持治疗中。

护理

（1）保持地面清洁干燥，清除障碍物，夜间起床照明充足，床边加防护栏，防止跌倒发生。

（2）护士应对患者的痛苦表示理解及同情，耐心倾听患者的倾诉，给予心理支持。

（3）遵医嘱采用双下肢局部温热疗法，如中药熏洗、中药热敷或热熨、雷火灸法等对症治疗。

病例 2 ▶ 发作性睡病

基本情况

一般情况：蔡某，男，35 岁，高中文化，已婚，装修工人。

主诉：发作性睡眠障碍 10 年余，加重 2 个月。

现病史：患者于 10 余年前无明显诱因下白天开始反复出现工作、驾车、走路、看电视及休息时突然发生不可克制的睡眠发作，持续数分钟即缓解，诉发作时意识清楚，但无法控制地想睡觉、睁不开眼。上症反复发作，病后有时出现幻觉、记忆混乱，反应能力及记忆力减退。曾于当地医院就诊，完善头颅 CT、脑电图等相关检查未见异常，诊断为"癫痫"，具体诊治情况不详，病情无明显改善，平均每年发作 10 余次，发作前有自觉全身不适。病程中无视物旋转、一过性黑矇，无头痛、恶心、呕吐，无抽搐、意识不清，无肢体麻木、乏力，无饮水呛咳、吞咽困难、大小便失禁等。近 2 个月来，患者上述症状发作较频繁，平均每月发作 2～3 次，发作时伴四肢乏力、不能站立，有反复跌倒发作，数秒钟缓解，缓解后行动恢复如常，跌倒发作时意识清晰。有时晨起刚睡醒时肢体不能活动，不能言语，但神志清楚，能清楚感知周围发生的事情，无抽搐、双眼上翻、口吐白沫，无咽嘴、意识不清、尿便失禁等，持续 1～2 分钟缓解，半年来发作次数达 10 余次，情绪不好、压力过大及劳累时容易出现，有时心烦易怒，头晕耳鸣，健忘、腰酸腿胀，口干舌燥，现为求进一步明确诊治来我院就诊，门诊拟诊为"发作性症状待查"收住我科。病后，患者精神欠佳，纳可，夜寐差，容易惊醒，白天睡眠时间增多，无头痛、恶心呕吐，无畏寒发热、咳嗽咳痰，无抽搐、意识不清，无胸闷、胸痛、呼吸困难，无大小便障碍等不适。二便调，近期体重无明显改变。平素体健，无特殊药敏史、个人史、家族史。

入院查体：体温 36.5℃，心率 70 次/分，呼吸 18 次/分，血压 105/70 mmHg。内科查体无异常。神经系统查体示高级皮层功能减退，反应稍迟钝，记忆力减退，计算力下降，余未见明显阳性定位体征。精神状况检查示意识清晰，接触交谈主动，心情烦躁，坐立难安，担忧害怕，无幻听、幻觉，无情感淡漠、牵连观念，无嫉妒、被害妄想，智能减退，定向力完整，自知力存在。

辅助检查：入院后查血常规、尿常规、大便常规、C 反应蛋白、心脏联合标志物、凝血功能、血生化、空腹血糖、餐后 2 小时血糖、糖化血红蛋白、肿瘤标志物、红细胞沉降率、甲状腺功能、甲状旁腺激素、电解质、钙、镁、磷等均未见明显异常。脑电图示界线性脑电图、脑电地形图（慢波频带能量级稍高）。多导睡眠图示睡眠结构紊乱，存在轻度夜间缺氧程度。睡眠潜伏期＜10 分钟，REM 睡眠潜伏期＜20 分钟，多次小睡试验（＋）。焦虑抑郁量表评定示轻度抑郁、轻度焦虑。心脏彩超示左室舒张功能减退。经颅多普勒超声示双侧大脑中、双侧颈内、左侧大脑前动脉血流速度减慢。颈部血管彩超示右侧椎动脉内径偏细，双侧椎动脉走行稍弯曲。头颅 MRI 平扫、胸片等检查未见异常。

西医诊断治疗

1. 西医诊断　发作性睡病，焦虑抑郁状态。

2. 诊断依据

（1）患者主要表现为过度嗜睡、猝倒发作和睡眠瘫痪。

（2）伴有躯体不适症状。

（3）多导睡眠图提示睡眠结构紊乱，存在轻度夜间缺氧程度。睡眠潜伏期＜10 分钟，REM 睡眠潜伏期＜20 分钟，多次小睡试验（＋）。

（4）排除器质性精神病、精神活性物质和非成瘾性物质所致精神障碍。

3. 西医鉴别诊断

（1）Kleine-Levin 综合征：为一种原因不明的青少年嗜睡贪食症。周期性发作性睡眠过多，睡眠时间过长，可持续数日到数周，常有醒后兴奋、躁动、冲动等精神症状，伴善饥多食。每年发作多达 3～4 次，起病多在 10～20 岁，男性较多，成年后可自愈。该患者成年后发病，无醒后兴奋、躁动、冲动等精神症状，无善饥多食，伴有反复的猝倒发作和睡眠瘫痪表现，故排除。

（2）复杂部分性癫痫发作：由 50% 左右的发作性睡病患者可出现自动行

为和遗忘,容易被误诊为癫痫。癫痫没有不可控制的睡眠和猝倒发作,脑电图可见痫性放电,多导睡眠图有利于鉴别。

(3) 假性癫痫发作:又称癔症样发作,是一种非癫痫性的发作性疾病,由心理障碍而非脑电紊乱引起的脑部功能异常。焦虑抑郁量表评定及多导睡眠图有助于鉴别及诊断,该患者虽存在焦虑抑郁情绪,但为轻度,且多导睡眠图提示多次小睡试验(+),故排除。

(4) 其他:还需要与低血糖反应性发作性睡病、低血钙性发作性睡病、脑干肿瘤等发作性睡病相鉴别。该患者行血糖、血钙、甲状旁腺激素、甲状腺功能等相关化验及头颅 MRI 检查均未见明显异常,暂不考虑,需要在病情发展过程中进一步鉴别。

4. 西医治疗

(1) 西药治疗:草酸艾司西酞普兰 10 mg/次,1 次/日;自购新型中枢兴奋剂(莫达非尼),常规剂量 200～400 mg/日,2～3 次/日。

(2) 理疗:经颅磁刺激治疗。

(3) 松弛疗法。

(4) 改善认知功能:奥拉西坦胶囊 2 粒/次,3 次/日,口服。

中医辨证施治

1. 中医诊断　不寐(阴虚火旺证)。

2. 诊断依据

(1) 不可克制的睡眠障碍发作,连续 3 周以上。

(2) 伴有躯体不适主诉等。

(3) 排除药物、中毒及躯体器质性病变所致。

3. 中医鉴别诊断　与不得卧相鉴别。

《素问·逆调论》曰:"夫不得卧,卧则喘者,是水气之客也。"《素问·评热病论》曰:"诸水病者,不得卧,卧则惊,惊则咳甚也。"此是指因疾病之苦而不得平卧。而张仲景所用的黄连阿胶汤治疗"少阴病……心中烦,不得卧"是指阴亏火旺,烦躁不眠,属"不寐"范畴。在临床上应加以鉴别。

4. 中医辨病辨证分析　患者以发作性睡眠障碍,幻觉,记忆混乱,反应能力及记忆力减退,时心烦易怒,头晕耳鸣,健忘,腰酸腿胀为主要症候,神清,精神欠佳,纳可,寐差,舌质红,少苔,脉细,病属中医学之"不寐"范畴。肾阴不足,心肾不交,水火失于既济,心肾阴虚,君火上炎,扰动神明,则心烦不寐,心悸不安而健忘;肾阴不足,脑髓失养,相火妄动,故眩晕,耳鸣;腰为肾之府,肾阴虚则腰失所养,故腰酸;口干津少,五心烦热,舌质红,少苔,脉细均为阴虚火旺之象,病性属虚。

5. 治法方药

治法:滋阴降火,养心安神。

方药:黄连阿胶汤加减。黄连 10 g,黄芩 10 g,白芍 10 g,鸡子黄 2 枚,阿胶 10 g。

方解:方中黄连泻心火,阿胶益肾水,黄芩佐黄连,则清火力大;白芍佐阿胶,则益水力强;妙在鸡子黄,乃滋肾阴,养心血而安神。数药合用,则肾水可旺,心火可清,心肾交通,水火既济,诸证悉平。

病例特点及转归

本例病例特点为:① 患者青年男性,慢性起病,病情反复,呈发作性病程,病程长。② 主要症状为白天过度嗜睡、猝倒发作和睡眠瘫痪,病程中有时出现幻觉,但不发生在睡眠前后或睡眠过程中。病情逐渐加重,好发于情绪不好、压力过大及劳累时,伴记忆混乱,反应能力及记忆力减退,心烦易怒,头晕耳鸣,健忘,腰酸腿胀,口干舌燥,夜寐差,容易惊醒。③ 主要体征为高级皮层功能减退:反应稍迟钝,记忆力减退,计算力下降,定向力正常,未引出幻觉。精神状况检查:意识清晰,接触交谈主动,心情烦躁,坐立难安,担忧害怕,无幻听、幻觉,无情感淡漠、牵连观念,无嫉妒、被害妄想,智能减退,定向力完整,自知力存在。④ 辅助检查多导睡眠图示睡眠结构紊乱,存在轻度夜间缺氧程度。睡眠潜伏期<10 分钟,REM 睡眠潜伏期<20 分钟,多次小睡试验(+)。焦虑抑郁量表评定示轻度抑郁、轻度焦虑。综合以上,临床考虑发作性睡病,予中西医结合治疗。

嘱患者学会自我调畅情志,适时进行心理疏导,门诊定期随诊。门诊治疗半个月后,患者自觉病情较前稍好转,白天睡眠时间有所缩短,猝倒发作次数减少,夜寐好转。

护理

（1）心理指导，安抚患者，建立信心，嘱患者首先保持生活规律，养成良好的睡眠习惯，避免情绪波动，白天有意安排小憩以减轻白天过度嗜睡现象。

（2）嘱患者避免进行危险的活动，如登山、攀爬、游泳、驾车及操作机械等，尽量避免单独外出，防止意外发生。

（3）指导患者宜食滋阴降火之品，嘱其多食新鲜的水果、蔬菜，忌食辛温香燥，易耗津伤液之品。

病例 3 睡眠障碍

基本情况

一般情况：何某，女，65 岁，大学文化，已婚，退休工人。

主诉：反复入睡困难 15 年余，加重 1 周。

现病史：患者于 15 年前出现入睡困难，伴有心烦意乱，睡后多梦、易醒，平均每晚仅可睡 2～3 小时。余无特殊不适，曾至当地医院就诊治疗（具体诊疗不详）好转。出院后间断服用地西泮（10 mg/次，1 次/晚）方能入睡，平日容易忘事，偶有心悸、胸闷不适。1 周前入睡困难加重，伴烦躁不安、自汗盗汗，自服地西泮后仍不能入睡，无头晕头痛、恶心呕吐，无畏寒发热、咳嗽咳痰，无肢体乏力、麻木，无抽搐、意识不清，无胸痛、呼吸困难，无眼突、颈粗、性格改变，无耳鸣、听力下降，无大小便障碍等不适。病后精神欠佳，纳少，寐差，二便尚调，近期体重无明显改变。既往体健，无特殊药敏史、个人史、家族史。

入院查体：体温 36.6℃，心率 70 次/分，呼吸 20 次/分，血压 110/75 mmHg。面色少华，神不守舍，心神不安，肢倦神疲，内科查体无异常。神经系统查体：神志清楚，言语清晰流利，情绪焦虑，担忧害怕，病理反射未引出。精神状况检查：意识清晰，接触交谈主动，心情焦虑，坐立不安，担忧害怕，无幻听、幻觉，无情感淡漠、牵连观念，无嫉妒、被害妄想，智力正常，定向力完整，自知力存在。

辅助检查：入院后查血常规、尿常规、大便常规、C 反应蛋白、心脏联合标志物、凝血功能、血生化、空腹血糖、餐后 2 小时血糖、糖化血红蛋白、肿瘤标志物、红细胞沉降率、甲状腺功能等均未见明显异常。脑电图示轻度异常（快波增多）。心电图示窦性心律，T 波改变。焦虑抑郁量表评定示轻度抑郁，中度焦虑。胸片、B超、头颅MRI平扫未见异常。

西医诊断治疗

1. 西医诊断　睡眠障碍，焦虑抑郁状态。

2. 诊断依据

(1) 主诉为入睡困难、睡眠维持困难。

(2) 伴有躯体不适症状。

(3) 精神科查体可见心情焦虑不安阳性症状。

(4) 排除器质性精神病、精神活性物质和非成瘾性物质所致精神障碍。

3. 西医鉴别诊断　与器质性障碍相鉴别。

器质性障碍是因躯体器质性疾病所致的睡眠障碍，如脑炎、心力衰竭、呼吸衰竭等，注意完善相关检查加以鉴别。患者无明显器质性疾病，故可鉴别。

4. 西医治疗

(1) 西药治疗：盐酸度洛西汀肠溶胶囊 30 mg/次，1 次/日；阿普唑仑片 0.4 mg/次，1 次/日，睡前。

(2) 理疗：经颅磁刺激治疗。

(3) 松弛疗法。

中医辨证施治

1. 中医诊断　不寐（心脾两虚证）。

2. 诊断依据

(1) 入睡困难或睡而易醒，连续3周以上。

(2) 伴有容易忘事、心悸、胸闷不适、烦躁不安等。

(3) 排除药物、中毒及躯体器质性病变所致。

3. 中医鉴别诊断　与不得卧相鉴别，见病例2。

4. 中医辨病辨证分析　症见入睡困难，睡后多梦、易醒，神清，面色少华，神不守舍，心神不安，肢倦神疲，纳寐差，舌质淡，苔薄白，脉细弱。患者以失眠、烦躁不安、心悸、胸闷不适为主要症候，病属中医学之"不寐"范畴。因心脾两虚，营血不足，不能奉养心神，致使心神不安，而生不寐、多梦、健忘、醒后不易入睡;血不养心,则心悸;心主血,其华在面,血虚不能上荣于面,故面色少华;脾气虚,则饮食无味;生化之源不足,血少气虚,故肢倦神疲;舌质淡,苔薄白,脉细弱为心脾两虚之象,病性属虚实夹杂。

5. 治法方药

治法:补养心脾,以生气血,安神定志。

方药:归脾汤加减。白术 10 g,党参 10 g,黄芪 30 g,当归 10 g,甘草 6 g,茯苓 20 g,远志 6 g,酸枣仁 15 g,木香 6 g,龙眼肉 6 g,生姜 10 g,大枣 10 g。

方解:方中以党参、黄芪、白术、甘草甘温之品补脾益气以生血,使气旺而血生;当归、龙眼肉甘温补血养心;茯苓、酸枣仁、远志宁心安神;木香辛香而散,理气醒脾,与大量益气健脾药配伍,复中焦运化之功,又能防大量益气补血药滋腻碍胃,使补而不滞,滋而不腻;用生姜、大枣调和脾胃,以资化源。

病例特点及转归

本例病例特点为:① 患者老年女性,慢性起病,病程长。② 主要症状为入睡困难,伴有心烦意乱,睡后多梦、易醒,平日容易忘事,偶有心悸、胸闷不适。③ 意识清晰,接触交谈主动,心情焦虑,坐立不安,担忧害怕,无幻听、幻觉,无情感淡漠、牵连观念,无嫉妒、被害妄想,智力正常,定向力完整,自知力存在。④ 辅助检查焦虑抑郁量表评定示轻度抑郁、中度焦虑。脑电图示轻度异常(快波增多)。综合以上,临床考虑睡眠障碍,予中西医结合治疗。

入院后经给予上述综合治疗,患者焦虑抑郁情绪较前改善,入睡时间明显缩短,做梦时间减少,平均每晚可睡 5～6 小时。住院 14 日,患者病情好转出院。嘱患者学会自我调畅情志,适时进行心理疏导,门诊定期随诊。

护理

(1)心理指导,安抚患者,建立信心,嘱患者学会自我调畅情志,改变不良睡眠习惯。

(2)指导患者进行以下操作,促进睡眠:① 局部按摩法:睡前用双手交替按摩涌泉穴 60～100 次。按摩头部,按摩印堂,推眉棱骨至太阳穴,按摩太阳穴,20 次。以宁心安神,促进睡眠。② 足浴法:水温 38～40℃,泡脚 25～30

分钟,泡到后背微微出汗为最好。可遵医嘱用金银花、栀子花、苦参配好的药物,煎汤泡脚,以助睡眠。

(3)晚餐不宜过饱,睡前 1 小时可吃莲子百合红枣羹 1 小碗或饮热牛奶 1 杯。

病例 4 ▷ 睡行症

基本情况

一般情况：汤某，男，10岁，小学三年级。

主诉：间断夜间睡眠中下床行走 2 个月余，加重 1 周。

现病史：家属代诉，患儿于 2 个月余前无明显诱因出现夜间入睡 2~3 小时后自行下床，走到客厅，站儿分钟，然后又自行上床入睡。家人开始以为患儿是夜间醒来，但发现呼唤和言语沟通患儿均无反应，也无法配合沟通交流。第 2 日早上醒来后，患儿对前晚情况无任何记忆。家人后来在患儿再次出现此情况时将患儿拦住，拍打并大声呼唤 1~2 分钟后患儿才醒来，醒后表情茫然、哭闹，不知道自己在哪儿，也不认识周围人，家人给予情绪安抚数分钟后，患儿哭闹情况缓解，认出家人，能与家人简单沟通交流，然后再次入睡。1 周前，患儿因未完成作业在学校被老师批评，当晚入睡后 2 小时突然醒来，大声惊叫，下床走至客厅呆站，家人反复安抚、呼唤 10 余分钟后，患儿醒来情绪稳定，尚可再次入睡。此后，患儿几乎每晚都会在入睡后数小时出现惊醒，醒后有时跑至客厅，或是在床边呆站，持续时间从几分钟至半小时不等。家人担心患儿出现精神异常遂带至我院就诊。病后，患儿精神欠佳，纳少，寐差，二便尚调，近期体重无明显改变。患儿为头胎，顺产，独子，发育正常，既往体健。无特殊药敏史、个人史、家族史。

入院查体：体温 36.6℃，心率 70 次/分，呼吸 20 次/分，血压 110/75 mmHg。神清，精神欠佳，面色少华，神不守舍，心神不安，肢倦神疲，内科查体无异常。神经系统查体：神志清楚，言语清晰流利，情绪焦虑，担忧害怕，问答查体合作，病理反射未引出。精神状况检查：意识清晰，接触交谈主动，心情焦虑，坐立不安，担忧害怕，无幻听、幻觉，无情感淡漠、牵连观念，无嫉妒、被害妄想，智力正常,定向力完整,自知力存在。

辅助检查: 入院后查血常规、尿常规、大便常规及全血生化检查、心电图、脑电图、24 小时动态脑电图、头颅 MRI＋DWI＋增强均正常。心理测验 EPQ 幼儿版示内向、稳定性格。CBCL 行为问题量表未见明显异常。

西医诊断治疗

1. **西医诊断**　睡行症,睡惊症。

2. **诊断依据**

(1) 主诉为反复间断夜间睡眠中下床行走。

(2) 伴有惊恐不安表现。

(3) 精神状况查体可见心情焦虑不安。

(4) 排除器质性精神病、精神活性物质和非成瘾性物质所致精神障碍。

3. **西医鉴别诊断**　同睡眠障碍。

4. **西医治疗**　首先要减少导致发病的心理社会因素,当患儿发生夜游或夜惊时,不要试图唤醒,应该引导其回到床上睡觉,次日早上也不要告诉或责备患儿,以免引起患儿的挫折感和焦虑情绪。同时要注意收好家中的危险物品,防止意外发生。儿童患者一般不需要特殊治疗,大多 15 岁左右症状自行消失。如患儿症状频繁发作可用小剂量苯二氮䓬类和抗抑郁药物阻断或预防发作,同时辅以心理治疗。

中医辨证施治

1. **中医诊断**　不寐(心脾两虚证)。

2. **诊断依据**

(1) 睡而易醒易惊,连续 3 周以上。

(2) 伴有惊恐、纳差等。

(3) 排除药物、中毒及躯体器质性病变所致。

3. **中医辨病辨证分析**　患儿以睡而易醒易惊为主要症候,神清,面色少华,神不守舍,心神不安,肢倦神疲,纳寐差,舌质淡,苔薄白,脉细弱,病属中医学之"不寐"范畴。因心脾两虚,营血不足,不能奉养心神,致使心神不安,而生不寐,易醒易惊;心主血,其华在面,血虚不能上荣于面,故面色少华;脾气虚,则饮食无味;生化之源不足,血少气虚,故肢倦神疲;舌质淡,苔薄白,脉细弱为心脾两虚之象,病性属虚实夹杂。

4. 治法方药

治法:补养心脾,以生气血,安神定志。

方药:归脾汤加减。白术 10 g,党参 10 g,黄芪 30 g,当归 10 g,甘草 6 g,茯苓 20 g,远志 6 g,酸枣仁 15 g,木香 6 g,龙眼肉 6 g,生姜 10 g,大枣 10 g。

方解:方中以党参、黄芪、白术、甘草甘温之品补脾益气以生血,使气旺而血生;当归、龙眼肉甘温补血养心;茯苓、酸枣仁、远志宁心安神;木香辛香而散,理气醒脾,与大量益气健脾药配伍,复中焦运化之功,又能防大量益气补血药滋腻碍胃,使补而不滞,滋而不腻;用生姜、大枣调和脾胃,以资化源。

病例特点及转归

本例病例特点为:① 男性儿童,既往体健,家族史无特殊。② 主要症状为多次发作性夜间睡眠醒来,醒来后表现为下床走来走去或惊叫、恐惧,发作中对他人干涉交流相对无反应,难于被唤醒,被唤醒后伴有短时间的茫然和定向力障碍,醒来后对发作难以回忆。③ 意识清晰,接触交谈主动,心情焦虑,坐立不安,担忧害怕,无幻听、幻觉,无情感淡漠、牵连观念,无嫉妒、被害妄想,智力正常,定向力完整,自知力存在。④ 心理测验 EPQ 幼儿版示内向、稳定性格。综合以上,临床考虑睡行症,主要给予门诊综合治疗。

经心理开导治疗后患儿情绪及睡眠较前改善。嘱家属加强看护,适时进行心理疏导,门诊定期随诊。

护理

(1)保证夜间睡眠环境安全,如给门窗加锁,防止患儿睡行时外出、走失,清除环境中的障碍物,防止患儿被绊倒、摔伤;收好各种危险物品,防止患儿伤害自己和他人。

(2)心脾两虚患儿,饮食宜健脾养心,益气生血,可多食莲子、山药、龙眼肉、黄芪粥和党参粥或酸枣仁泡水饮等。

病例 5 〉 精神分裂症

基本情况

一般情况：某女，33 岁，大学文化，已婚，单位文职工作。

主诉：缓起敏感多疑，凭空耳闻人语 3 年余。

现病史：患者 3 年前无明显诱因渐出现精神异常，表现为敏感多疑，疑心有人议论她，认为他们在针对自己，觉得他们看自己的眼神不一样了，称有人要害她，觉得饭菜里有毒，感到家中被装了窃听器，怀疑爱人对自己不忠诚；凭空听到有声音，自言自语自笑，生活渐被动懒散，不愿出门，不愿主动与人交往，出门时总觉有人跟踪自己，有时发脾气，行为冲动，夜眠差。曾多次外院就医，诊断为"精神分裂症"，服用氯氮平等药物，效果不佳。3 年来，症状持续存在，今为求进一步诊疗，收住入我科。病中无头痛、发热及抽搐史。既往体健，无特殊药敏史、家族史。病前性格好强、敏感、多疑，近半年来月经不规则。

入院查体：体温 36.3℃，心率 69 次/分，呼吸 20 次/分，血压 120/75 mmHg。躯体及神经系统检查未见异常。精神状况检查：意识清，接触交谈被动合作，思维散漫，有幻听，被害妄想，关系妄想，嫉妒妄想，被监视感，情感反应不协调，智能检查各项均正常，意志行为活动明显减退，行为冲动，无自知力。

辅助检查：血、尿、大便常规未见异常，血钠 131 mmol/L，总胆固醇 6.9 mmol/L，甘油三酯 2.4 mmol/L，低密度脂蛋白 4.3 mmol/L。凝血功能、甲状腺功能、心脏标志物联合检测、心肌酶谱、肿瘤标志物测定等均未见明显异常。随机血糖 5.7 mmol/L。心电图检查示窦性心律，大致正常心电图。头颅 MR 未见异常，中度异常脑电图。

西医诊断治疗

1. 西医诊断　精神分裂症。

2. 诊断依据

（1）敏感多疑，凭空耳闻人语 3 年余。

（2）主要症状为敏感多疑，疑心有人议论她，认为他们在针对自己，觉得他们看自己的眼神不一样了，称有人要害她，觉得饭菜里有毒，感到家中被装了窃听器，怀疑爱人对自己不忠诚；凭空听到有声音，自言自语自笑，生活渐被动懒散，不愿出门，不愿主动与人交往，出门时总觉有人跟踪自己，有时发脾气，行为冲动，夜眠差。

（3）严重标准：自知力缺乏，社会功能严重受损。

（4）时间标准：自语自笑、行为异常 3 个月。

（5）排除器质性精神病、精神活性物质和非成瘾性物质所致精神障碍。

3. 西医鉴别诊断

（1）器质性精神障碍：器质性精神障碍患者也有可能引起精神症状，多伴有意识障碍、智能障碍或记忆障碍，同时可伴有躯体症状或神经系统阳性体征，结合实验检查的阳性发现，鉴别诊断一般不难。患者无颅内肿瘤、脑脓肿、慢性硬膜下血肿、急性脑梗死等颅内占位性器质性病变，无感染病史。

（2）情感性障碍：急性起病且表现为兴奋话多的精神分裂症患者需与躁狂鉴别。躁狂症患者的情感感受高涨生动、有感染力，情感反应与思维内容及周围环境一致，病程具有间歇发作的特点。而精神分裂症患者虽然言语动作增多，但情感不是高涨，而是与环境不协调，无感染力。表现为木僵的精神分裂症患者需与抑郁症鉴别，抑郁症患者的精神运动抑制也可达亚木僵甚至木僵的程度，但情感是低落而不是淡漠，话虽少但切题，且会流露忧伤的情绪。

4. 西医治疗

（1）抗精神病药物治疗，注意可能出现的不良反应，如锥体外系不良反应。

（2）自知力逐步恢复后可以予心理康复治疗及评估预后。

（3）持续争取家庭与社会支持，提高治疗依从性，改善长期预后。

（4）风险评估，包括人身安全风险如暴力攻击、自杀自伤、逃跑走失、受到他人伤害等;对高风险患者应及时采取相应措施,并告知监护人。

(5)精神分裂症患者的治疗:兼顾足疗程,阶段性、个体化的治疗计划。其中阶段性是指不论对首发、复发还是急性恶化的患者,治疗均包括急性期、巩固期和维持期治疗。

中医辨证施治

1. **中医诊断**　癫病(心脾两虚证)。

2. **诊断依据**

(1)临床症状。

(2)排除药物、中毒及躯体器质性病变所致。

3. **中医鉴别诊断**

(1)郁病:郁病由情志不舒,气机郁滞所致,以心情抑郁、情绪不宁、胸部满闷、胁肋胀痛,或易怒易哭,或咽中如有异物梗塞等症为主要临床表现。

(2)痴呆:癫病与痴呆症状表现亦有相似之处,但痴呆以智能低下为突出表现,以神情呆滞、愚笨迟钝为主要证候特征,其部分症状可自制,其基本病机是髓减脑消,神机失用,或痰浊瘀血,阻闭脑脉。

4. **中医辨病辨证分析**　敏感多疑,幻听,自言自语自笑,生活渐被动懒散,不愿主动与人交往,行为冲动,有幻觉、幻听,被害妄想,夜眠差,兼见舌质淡,舌苔白腻,脉弦滑,病属"癫病"范畴,辨证属心脾两虚证。缘由七情所伤,过喜伤心,过思伤脾,忧思恼怒,情志失节,心脾气机逆乱,发为癫病;得病日久,心血内亏,心神失养,故神思恍惚,魂梦颠倒,善悲欲哭;血少气衰,脾失健运,血不养心,故饮食量少,肢体困乏,心悸易惊;阳明独盛,扰乱心神,神机逆乱,症见突然狂暴无知,言语杂乱,骂詈不避亲疏;舌质淡,体胖有齿痕,脉细弱无力者为心脾两虚,气血俱衰之征。病位在脑,与肝、脾、肾关系密切,以心神受损为主,病性属虚实夹杂。

5. **治法方药**

治法:益气健脾,养血安神。

方药:养心汤加减。黄芪 30 g,茯苓 30 g,当归 30 g,川芎 30 g,炙甘草3 g,柏子仁 8 g,酸枣仁 8 g,远志 8 g,五味子 8 g,人参 8 g。

方解:方中人参、黄芪、甘草补脾益气;当归、川芎养心血;茯苓、远志、柏子仁、酸枣仁、五味子宁心神。全方合而有益气健脾,养血安神之功。临证时如患者眩晕明显,可酌加钩藤、菊花以平肝息风;如瘀血明显,可加桃仁、赤芍、当归以活血化瘀;如果烦躁不安,舌苔黄腻,脉滑数,可加黄芩、栀子以清热泻火;如有痰热,痰火上扰心神,则言语杂乱,骂詈不避亲疏,大便不通等,可予温胆汤合半夏、竹茹、瓜蒌加减。

病例特点及转归

本例病例特点为:① 青年女性,首次发病,以缓起敏感多疑,凭空耳闻人语 3 年余为主,基本能配合治疗。② 意识清,接触交谈被动合作,思维散漫,有幻听,被害妄想、关系妄想、嫉妒妄想,被监视感,情感反应不协调,智能检查各项均正常,意志行为活动明显减退,行为冲动,无自知力。③ 中度异常脑电图。综合以上,临床考虑精神分裂症。

给予利培酮 1 mg/次,1 次/日;奥氮平 5 mg/次,1 次/晚。1 周内逐渐将利培酮加量至 4 mg/日。其间各项化验检查结果回报均正常。1 周后,患者睡眠改善,每晚能安静入睡 7～8 小时,幻听减少,情绪稳定。生命体征正常,饮食及大小便正常,未见其他明显药物不良反应。在系统药物治疗的同时配合自知力恢复训练,加强心理-社会干预。2 周后家属和患者均要求出院,医师评估后同意出院,并嘱咐出院后的注意事项。嘱避免情绪激动、过度劳累,门诊定期随诊。

护理

(1)高度重视安全护理,禁止将玻璃制品、刀具、绳索、打火机等危险物品带入病房。每日整理床单位时注意检查有无积存药品、皮带、锐器等,防止患者自伤和伤及他人。

(2)做到服药到口,服药后检查患者口腔,确保患者按时按量服药,密切观察患者服药后的效果,及时发现药物的不良反应,并予以及时处理。

(3)鼓励患者参加有兴趣的活动,让其体验现实生活环境,减少或转移幻觉关注。

病例 6 急性应激障碍

基本情况

一般情况：某女，27 岁，大学文化，未婚，政府职员工作。

主诉：一过性意识障碍 10 小时。

现病史：患者于入院前 10 小时得知相依为命的母亲过马路被卡车撞倒身亡，当即号啕大哭，呼天抢地。同事一直安慰劝说，患者仍不时大声哭喊"妈妈、妈妈……"以致声音嘶哑。有时冲动欲撞墙自杀被阻拦，甚至抽打自己耳光，撕扯头发和衣服。入院前予地西泮 10 mg 肌内注射后稍缓解，仍不时双目躲闪，表情惊恐，呼喊母亲的名字。入院后出现呆愣，表情茫然，双目一直平视，长时间保持某种姿势不动，不识同事与朋友。劝其进食、如厕等，如同木偶一般，无任何反应。有 3 次随地小便，个人生活不能自理。自发病以来，一直水米未进，彻夜未眠，无发热、肢体抽搐等情况。既往体健，无特殊药敏史、家族史。独生女，8 岁丧父，自幼与母亲相依为命，病前人际关系好，工作能力强。

入院查体：体温 36.5℃，心率 92 次/分，呼吸 22 次/分，血压 110/68 mmHg。精神萎靡，双目微闭，面容呆滞，偶有紧张、躁动、喃喃自语，呼喊母亲。意识清晰度下降，意识范围狭窄，对医生问话反应茫然，对同事及朋友的劝慰漠视。思维内容暴露不充分，情感迟钝，表情缺乏变化。不认识自己的同事及朋友，自知力缺乏。感觉迟钝，压痛试验反应较慢。躯体及神经系统检查未见异常。舌质暗淡，苔白腻，脉弦滑。

辅助检查：白细胞计数 $11.3×10^9$/L，中性粒细胞绝对值 $10.62×10^9$/L，血红蛋白 110 g/L，血钾 3.2 mmol/L。心电图未见明显异常。

西医诊断治疗

1. 西医诊断　急性应激障碍。

2. 诊断依据

(1) 患者以下述一种(或多种)方式接触于实际的或被威胁的死亡、严重的创伤或性暴力：① 直接经历创伤事件。② 目睹发生在他人身上的创伤事件。③ 获悉亲密的家庭成员或亲密的朋友身上发生了创伤事件。④ 反复经历或极端接触于创伤事件的令人作呕的细节。

(2) 在属于侵入性、负性心境、分离、回避和唤起这 5 个类别的任一类别中，有 9 个(或更多)症状，在创伤事件发生后开始或加重。

(3) 这种障碍的持续时间(诊断标准 B 的症状)为创伤后的 3 日至 1 个月。

(4) 这种障碍引起临床上明显的痛苦，或导致社交、职业或其他重要功能方面的损害。

(5) 此种障碍不能归因于某种物质(如药物或酒精)的生理效应或其他躯体疾病(如轻度的创伤的脑损伤)，且不能用"短暂精神病性障碍"来更好地解释。

3. 西医鉴别诊断　与精神分裂症相鉴别。

精神分裂症：患者可能有自责妄想，但其内容与母亲身亡这一应激事件有关，无泛化，也无精神分裂症的其他特征性感知、思维、情绪及行为障碍，故本例不考虑为精神分裂症。

4. 西医治疗

(1) 抗精神病药物的个体治疗，可适当给予抗焦虑抑郁药物。药物剂量以中、小量为宜，疗程不宜过长。

(2) 认知行为治疗，自知力逐步恢复后可以予心理康复治疗及评估预后。

中医辨证施治

1. 中医诊断　癫病(痰气郁结证)。

2. 诊断依据

(1) 神情抑郁，表情淡漠，静而少动，沉默痴呆，或喃喃自语，语无伦次；或突然狂奔,喧扰不宁,呼号打骂,不避亲疏。

（2）有癫狂的家族史,或脑外伤史。多发于青壮年女性,素日性格内向,近期情志不遂,或突遭变故,惊恐而心绪不宁。

（3）排除药物、中毒及躯体器质性病变所致。

3. 中医鉴别诊断　与郁病、痴呆相鉴别。

4. 中医辨病辨证分析　症见目光呆愣,表情茫然,行为异常,情绪低落,闷闷不乐,不识同事与朋友,寡言少动,彻夜不眠,偶有紧张、喃喃自语,呼喊母亲,面色稍暗,舌质淡,苔白腻,脉弦滑。四诊合参,当属中医"癫病"范畴,证属痰气郁结证。缘由患者突受失母的精神打击,七情所伤,肝气郁结,痰气上蒙神窍所致。叶天士《临证指南医案》曰"气郁则痰迷,神志为之混淆",五志过极,痰气郁结,神志被蒙,神机逆乱,故出现目光呆愣,寡言少动,随地小便等精神行为异常;舌质淡,苔白腻,脉弦滑者为痰气郁结之征。病位在脑,与心、肝、脾关系密切,病性属实。

5. 治法方药

治法:疏肝解郁,化痰醒神。

方药:逍遥散合涤痰汤加减。柴胡 10 g,白芍 10 g,当归 30 g,茯苓 15 g,白术 10 g,枳实 8 g,香附 15 g,木香 15 g,法半夏 8 g,陈皮 6 g,胆南星 10 g,石菖蒲 10 g,郁金 15 g。

方解:方中以柴胡疏肝解郁,白芍、当归养血柔肝,茯苓、白术健脾益气化湿,共奏逍遥散之意,起疏肝健脾养血功效;以胆南星、半夏、陈皮燥湿化痰,石菖蒲化浊开窍,枳实破气除痞,香附、郁金疏肝解郁活血,木香理气解郁,使气行而湿化。诸药合用,使心窍得开,气机调畅,神志自安。若痰浊较重者可加白芥子,其能祛皮里膜外之痰;若痰郁化热,痰热互结,干扰心神,可加黄连、黄芩、栀子;若病程日久,舌暗淡有瘀斑,脉弦涩,为有瘀血之象,可加丹参、红花、川芎、全蝎等。

病例特点及转归

本例病例特点为:① 青年女性,首次发病,有明确的强烈的创伤性事件。② 意识清晰度下降,意识范围狭。感觉迟钝,压痛试验反应较慢。③ 辅助检查提示白细胞计数、中性粒细胞应激升高。综合以上,临床考虑急性应激障碍。

　　入院后长嘱给予阿普唑仑 0.4 mg/日，奥氮平 2.5 mg/次，1 次/晚。患者睡眠改善，次日晨起对同事嘱托有点头反应。3 日后患者情绪稳定，与人交流。生命体征正常、饮食及大小便正常，未见其他明显药物不良反应。在系统药物治疗的同时配合自知力恢复训练，加强心理-社会干预。1 周后自知力基本恢复，能接受母亲身亡事件。患者情感反应协调，无不适主诉。患者要求出院，医师评估后同意出院，并嘱咐出院后的注意事项。避免情绪激动、过度劳累，门诊定期随诊。

护理

　　（1）为患者提供安全、安静、整洁、舒适的环境，减少外界刺激对患者的干扰。加强危险物品的管理，如绳索、刀、剪、玻璃等尖锐物品，避免危险物品成为患者暴力行为和自杀自伤的工具。

　　（2）因患者退缩状态导致丧失生活自理能力，护理给予其生活帮助，如穿衣、如厕等。

　　（3）鼓励患者表达创伤性体验的经历，及时倾诉疾病发作时的感受及应对方法，鼓励患者用适当方式表达焦虑恐惧情绪，并允许自我发泄（如踱步、哭泣等），但不过分关注。

病例 7 > 广泛性焦虑障碍

基本情况

一般情况：某男，19 岁，大学在读。

主诉：反复多思多虑，紧张不安 1 年余。

现病史：自上大学 1 年来，患者逐渐变得担心、烦恼、提心吊胆、惶恐不安，时常梦魇，易惊吓，伴有反复心慌、胸闷，手指麻木、疼痛，小便频发，下腹部灼热感，纳寐差，近 1 年来体重下降 10 kg。其间曾有 3 次一过性"晕厥，四肢抽搐，麻木"，最短半小时，最长 1 日，发作时至附近医院就诊，考虑为"过度通气"。经补液等对症治疗，症状好转，未予住院治疗。现学校发现其基本不上课，不能与人正常交往，时常有暴力行为，遂通知其父母将其接回家。经家人反复开导，症状未见好转，时常有彻夜不归行为。病中无二便失禁，无发热等病史。既往体健，否认食物及药物过敏史。幼年生长发育正常，家庭不富裕，父母在外打工，从小由奶奶带大。曾复读 1 年后考上职业技术学校，学习艰苦。病前性格内向自卑。有烟、酒史，无违禁药品使用史。

入院查体：体温 36.3℃，心率 110 次/分，呼吸 20 次/分，血压 120/70 mmHg。精神状况查体：紧张不安，不能静坐，言语反复，紧张不安。躯体及神经系统检查未见异常。舌质红，苔薄白，脉滑数。

辅助检查：血常规、超敏 C 反应蛋白、血生化、电解质、凝血功能、甲状腺功能、心脏标志物联合检测、心肌酶谱、肿瘤标志物测定等均未见明显异常。随机血糖 4.8 mmol/L。心电图检查示窦性心动过速，大致正常心电图。汉密顿抑郁量表 18 分，汉密尔顿焦虑量表 26 分，焦虑自评量表 88 分，抑郁自评量表 50 分。头颅 MR 未见异常。

西医诊断治疗

1. 西医诊断　广泛性焦虑障碍。

2. 诊断依据

（1）症状标准：担心焦虑、紧张，心慌、胸闷，小便频数。

（2）程度标准：自知力存在，社会功能受损。

（3）时间标准：担心焦虑、紧张不安已超过 6 个月。

（4）排除器质性精神病、精神活性物质和非成瘾性物质所致精神障碍。

3. 西医鉴别诊断

（1）精神分裂症：精神分裂症患者有时会以焦虑为主诉而无明显的精神病性症状，甚至在直接询问下也予以否认。但仔细询问症状产生的原因即可减少误诊，因为患者会暴露一些奇特的想法，如认为周围有威胁性的影响。焦虑症状可见于多种精神疾病，但并非是这类精神疾病的主要临床表现，其焦虑内容与其他精神疾病的主要症状无内在联系。需要注意的是和抑郁症相鉴别，焦虑和抑郁可伴随存在，在诊断上常依靠两者在发生上的先后顺序的分析及严重程度的比较来确定。故在这两种疾病的诊断上要十分重视病史的收集和对其症状的观察。

（2）抑郁障碍：相对于焦虑症状，其抑郁症状更为严重，同时症状出现的先后顺序不同，在广泛焦虑症中焦虑症状先出现。因此，在询问病史时应同时询问患者和其家属以明确诊断。有时伴有激越的抑郁发作会误诊为焦虑，但仔细询问其抑郁症状即可减少误诊。抑郁症常有明显焦虑或激动不安，而广泛性焦虑患者，由于长期紧张不安，生活往往也不愉快，其鉴别要点在于：广泛性焦虑障碍患者通常先有焦虑症状，较长时间才逐渐觉得生活不幸福；无昼重夜轻的情绪变化；常难于入睡和睡眠不稳而早醒少见；自主神经症状不如抑郁症丰富；食欲常不受影响；更为重要的是患者并不像抑郁症那样对事物缺乏兴趣或高兴不起来。但不典型抑郁症的鉴别诊断可能更困难。当抑郁和焦虑症状都很明显，且分别符合两种疾病的诊断标准时，则同时下两个诊断。此外值得注意的是，与本病鉴别的精神障碍还有躯体化障碍、人格解体障碍等。

4. 西医治疗

（1）药物治疗，由于广泛性焦虑症容易复发，各种治疗期一般不宜短于半年;有的病例需维持用药 3～5 年才能充分缓解。目前临床主要应用苯二氮䓬类药物与丁螺环酮等,惊恐发作宜选用前者,广泛性焦虑症可选用其中一种,两类药物均有抗焦虑作用。

(2) 心理治疗,可应用解释性心理治疗、放松治疗、行为疗法和催眠疗法等。

(3) 持续争取家庭与社会支持,提高治疗依从性,改善长期预后。

(4) 风险评估,包括人身安全风险如暴力攻击、自杀自伤、逃跑走失、受到他人伤害等;对高风险患者应及时采取相应措施,并告知监护人。

中医辨证施治

1. 中医诊断　郁病(心神惑乱证)。

2. 诊断依据

(1) 临床表现:担心、烦恼,提心吊胆、惶恐不安,担心舍友害自己,时常和人争吵及打架,不愿意和别人交流,时常梦魇,易惊吓,伴有反复心慌、胸闷,手指麻木、疼痛,小便频发,下腹部灼热感,纳寐差。

(2) 排除药物、中毒及躯体器质性病变所致。

3. 中医鉴别诊断　与痴呆相鉴别。

4. 中医辨病辨证分析　症见担心、烦恼,惶恐不安,时常梦魇,易惊吓,伴有反复心慌、胸闷,手指麻木、疼痛,小便频发,下腹部灼热感,体重下降,面红,纳寐差,舌质红,苔薄白,脉滑数。病属"郁病"范畴,辨证属心神惑乱证。缘由思虑不遂日久,心血内亏,心神失养,故神思恍惚,魂梦颠倒,善悲欲哭;血少气衰,脾失健运,血不养心,故饮食量少。病位在脑,与肝、脾、肾关系密切,以心神受损为主,病性属虚。

5. 治法方药

治法:甘润缓急,养心安神。

方药:甘麦大枣汤加减。浮小麦 40 g,麦冬 20 g,龟甲 8 g(烊化),甘草 12 g,酸枣仁 15 g,地骨皮 10 g,大枣 6 枚,鳖甲 20 g(先煎)。

方解:浮小麦能和肝阴之客热,而养心液,且有消烦利溲止汗之功,故以为君;甘草泻心火而和胃,故以为臣;大枣调胃,而利其上壅之燥,故以为佐。盖病本于血,心为血主,肝之子也,心火泻而土气和,则胃气下达;肺脏润,肝气调,躁止而病自除也;补脾气者,火为土之母,心得所养,则火能生土也。临证时如患者眩晕明显,可酌加钩藤、菊花以平肝息风;如瘀血明显,可加桃仁、赤芍、当归以活血化瘀;如果烦躁不安,舌苔黄腻,脉滑数,可加黄芩、栀子以清热泻火;如有痰热,痰火上扰心神,则言语杂乱,骂詈不避亲疏,大便不通等,可予温胆汤合半夏、竹茹、瓜蒌加减。

病例特点及转归

本例病例特点为:① 青年男性,首次发病,以阳性症状为主,有一定的兴奋、激越,基本能配合治疗。② 主要症状为担心、烦恼,提心吊胆、惶恐不安,时常和人争吵及打架,不愿意和别人交流,时常梦魇,易惊吓,伴有反复心慌、胸闷,手指麻木、疼痛,小便频发,下腹部灼热感,纳寐差,近 1 年来体重下降 10 kg。③ 精神状况查体:紧张不安,不能静坐,言语反复,紧张不安。④ 汉密尔顿抑郁量表 18 分,汉密尔顿焦虑量表 26 分,焦虑自评量表 88 分,抑郁自评量表 50 分。综合以上,临床考虑广泛性焦虑障碍。

入院后长嘱给予艾司西酞普兰 10 mg/日,阿普唑仑片 0.4 mg/次,1 次/晚。患者睡眠有所改善,次日晨起时有头晕。继续坚持服用药物,1 周内睡眠明显改善,尿频、头晕、肢体麻木症状减轻,其间各项化验检查结果回报均正常,脑 MRI 平扫检查正常,生命体征正常,饮食及大小便正常,未见其他明显药物不良反应。在系统药物治疗的同时配合心理疏导,另配合针灸及康复锻炼等治疗。2 周后暴力倾向有所减轻,能正常和父母交流。出院前汉密尔顿抑郁量表 8 分,汉密尔顿焦虑量表 18 分,焦虑自评量表 63 分,抑郁自评量表 38 分。避免情绪激动、过度劳累,门诊定期随诊,可回归学校。

护理

(1) 鼓励患者适当参加户外活动,活动以中等活动量的有氧运动为佳,如慢跑、登山等。户外活动可增加光照,呼吸新鲜空气,有利情绪的稳定。

(2) 鼓励患者增加社会接触,培养较广泛的爱好以寄托心思。通过与他人接触和交流,使患者从过度的自我关注中解脱出来,以利于疾病的恢复。

(3) 指导患者拇指按心俞、神门、足三里,每穴约 1 分钟或用拿揉法拿下肢内侧和前侧的肌肉,约 5 分钟,每日 3~4 次。

病例 8 > 神经性厌食症

基本情况

一般情况：某女，20岁，大学在读，未婚。

主诉：进食障碍3个月。

现病史：患者3个月来因自觉肥胖，控制饮食，每日仅进食2~3个苹果或西红柿、100~200 mL脱脂牛奶，拒绝进食碳水类或畜禽肉类食物，同时每日慢跑3~5 km。3个月来体重由55 kg下降至35 kg。1周前于宿舍中晨起时突然昏厥，无手足抽搐，无双目上视，无二便失禁等，持续约2分钟后苏醒，苏醒后无明显后遗症状，舍友建议其医院就医，患者拒绝。舍友告知辅导员后辅导员通知其父母。父母赶到学校后要求其增加进食量，患者表示自己过于肥胖拒绝进食。家属反复劝说无效，为进一步治疗送至我院。病中无头痛、发热及抽搐史。既往体健，无特殊药敏史。病前性格敏感、多疑，争强好胜，人际关系一般。近3个月来月经未行。

入院查体：身高165 cm，体重35 kg，体温36.0℃，心率45次/分，呼吸20次/分，血压95/60 mmHg。接触被动，目光警惕，意识清晰，反应稍显迟钝，定向力正确，自知力完整。语音低，感觉过敏，情绪正常，无愉快感，兴趣减退，精力正常，无幻觉、幻听，计算力、理解力正常，远近记忆良好，智能初查无异常。躯体及神经系统检查未见异常，暂未发现冲动攻击行为。舌质淡，苔薄白，脉弦细。

辅助检查：白蛋白25 g/L，血钾2.5 mmol/L，血常规、超敏C反应蛋白、凝血功能、甲状腺功能、心脏标志物联合检测、心肌酶谱、肿瘤标志物测定等均未见明显异常。随机血糖2.8 mmol/L。心电图检查示窦性心动过缓。头颅

MR 未见异常。

西医诊断治疗

1. 西医诊断　神经性厌食症。

2. 诊断依据

（1）明显的体重减轻，比正常平均体重减轻 15% 以上，或者 Quetelet 体质量指数为 17.5 或更低，或在青春前期不能达到所期望的躯体增长标准，并有发育延迟或停止。

（2）自己故意造成体重减轻，至少有下列 1 项：① 回避"导致发胖的食物"。② 自我诱发呕吐。③ 自我引发排便。④ 过度运动。⑤ 服用厌食剂或利尿剂等。

（3）常可有病理性怕胖：异乎寻常地害怕发胖，患者给自己制订一个过低的体重界限，这个界值远远低于其病前医生认为是适度的或健康的体重。

（4）常可有下丘脑-垂体-性腺轴的广泛内分泌紊乱。女性表现为闭经（停经至少已 3 个连续月经周期，但妇女如用激素替代治疗可出现持续阴道出血，最常见的是用避孕药），男性表现为性兴趣丧失或性功能低下。

（5）症状至少已 3 个月。

（6）可有间歇发作的暴饮暴食。

（7）排除躯体疾病所致的体重减轻，如脑瘤、肠道疾病（如克罗恩病）或吸收不良综合征等。

3. 西医鉴别诊断

（1）躯体疾病：很多躯体疾病特别是慢性消耗性疾病，如大脑的肿瘤或癌症，可导致明显的体重减轻，应通过相关检查予以排除引起体重减轻的躯体疾病。患者相关检查未见明显异常，排除慢性消耗性疾病。

（2）抑郁症：抑郁症患者往往有食欲减退的特点，而神经性厌食症患者食欲正常并且会有饥饿感，只有在严重阶段神经性厌食症患者才有食欲减退；抑郁症患者没有神经性厌食症患者强烈的肥胖恐惧或体像障碍；神经性厌食症中常见活动过度，是计划好的仪式性行为，对食谱和食物热量的先占观念，而抑郁症患者中并没有这些表现。患者表现出对食物及体重的病态观念，可排除抑郁症。

4. 西医治疗

（1）支持治疗：对于严重营养不良及伴有水、电解质代谢紊乱的患者，应首先采取措施纠正代谢紊乱，给予静脉营养保证患者生命安全。

（2）营养治疗：目的是恢复正常的体重。营养治疗特别是饮食的摄入应从小量开始，随着生理功能的适应和恢复，有计划、有步骤地增加。

（3）药物治疗：在神经性厌食症的不同阶段对药物的要求不同，急性治疗期主要强调快速而有效的体重增加，而维持治疗期的作用是防止疾病复发。常用药物包括选择性 5 -羟色胺再摄取抑制剂、抗精神病药物等。

（4）心理治疗：支持性心理治疗是神经性厌食症患者治疗的重要内容，通过取得患者的信任和配合，使患者树立正确的饮食观及审美观，令患者培养正确的饮食习惯，培养患者的自信心，让患者积极配合治疗，最终战胜疾病。

中医辨证施治

1. 中医诊断　郁病（肝气郁结乘脾证）。

2. 诊断依据

（1）厌食，消瘦乏力，神疲语微。

（2）明确表示为减肥拒绝进食。

（3）排除躯体器质性病变所致。

3. 中医鉴别诊断

（1）虚劳：又称虚损，是由于禀赋薄弱、后天失养及外感内伤等多种原因引起的，以脏腑功能衰退，气血阴阳亏损，日久不复为主要病机，以五脏虚证为主要临床表现的多种慢性虚弱证候的总称。虚劳患者也可出现厌食、消瘦乏力等症状，但虚劳患者不会表现出明确的拒食行为，不会对于体重有明确的控制观念。

（2）与痴呆相鉴别

4. 中医辨病辨证分析　进食障碍，面色晦暗，目光警惕，意识清晰，反应稍显迟钝，舌质淡，苔薄白，脉弦细，病属"郁病"范畴，辨证属肝气郁结乘脾。缘由患者平素思虑不遂，肝气郁结不舒，久之肝病及脾，脾失健运，脾气亏虚，故见厌食、消瘦，神疲语微诸症；脾失健运，则气血生化无源，冲任亏虚，胞血不充，月经不下；脾气亏虚，不能运化，四肢肌肉失于濡养而消瘦。病位在脑，与肝、脾关系密切,病性属虚。

5. 治法方药

治法:疏肝解郁,健脾和胃。

方药:补中益气汤加减。黄芪 20 g,党参 15 g,白术 10 g,炙甘草 6 g,当归 10 g,陈皮 10 g,柴胡 12 g,薄荷 8 g(后下),枳壳 8 g,白芍 8 g,大枣 8 g,生姜 8 g。

方解:方中黄芪味甘微温,入脾、肺经,补中益气,升阳固表,故为君药。配伍炙甘草、白术补气健脾,为臣药。当归养血和营,协党参、黄芪补气养血;白芍养血柔肝,陈皮理气和胃,使诸药补而不滞;少量柴胡升阳举陷,兼有疏肝理气之功;枳壳理气行滞,薄荷疏散郁遏之气,共为佐药。炙甘草调和诸药,兼益气补中,为使药。

病例特点及转归

本例病例特点为:① 青年女性,首次发病,难以配合治疗。② 主要症状为通过节食等手段,有意造成并维持体重明显低于正常标准。强烈害怕体重增加和发胖为特点的对体重和体型的极度关注,盲目追求苗条,体重显著减轻,病中无头痛、发热、咳嗽、咳痰,无意识不清、肢体抽搐、言语不清、吞咽呛咳、大小便失禁等。③ 接触被动,目光警惕,意识清晰,反应尚可,定向力正确,自知力完整,语音低微,情绪稍低落,无幻觉、幻听、被害妄想,计算力、理解力正常。④ 排除慢性消耗性疾病。综合以上,临床考虑神经性厌食症。

入院后长嘱给予静脉补充 K$^+$、氨基酸及葡萄糖,同时予氟西汀 20 mg/次,1 次/日,2 日后复查血钾 3.5 mmol/L。与患者沟通,取得患者对治疗的理解及配合。嘱患者少量进食流质。之后氟西汀逐渐加量至 40 mg/次,1 次/日。7 日后患者食欲增加,体重增长至 37 kg,同时认识到自己对于体重的过度控制是病态的,过度瘦弱也是不美丽的,树立了正确的饮食观及审美观。予办理出院,嘱按时服药,门诊定期随诊。

护理

(1)帮助患者树立正确的审美观和饮食观,重建正常的进食模式,运用恰当的沟通方式让患者接受建议,逐渐改变进食行为。

(2) 与营养师一起制订饮食计划和体重增长计划,确定目标体重和每日应摄入的最低限度热量以及进食时间。进食需从最小量开始,逐步缓慢增量,食物性质也应从流质、半流质、软食、普食的顺序过渡,使患者的胃肠道能逐渐适应,减轻饱胀感。

病例 9 ▷ 创伤后应激障碍

基本情况

一般情况：某女，30 岁，大学文化，已婚，单位文职工作。

主诉：车祸后反复发作性心慌胸闷 6 个月。

现病史：患者自述 1 年前外出散步时遭汽车撞击，后急诊送入医院。当时诊断为"左股骨骨折，双侧尺骨骨折"，行手术治疗（具体不详），术后住院期间反复梦魇，内容多为车祸相关内容，惊醒后难以入眠。偶有一过性胸闷心慌，持续约数分钟至 10 余分钟不等，当时查心电图等未见明显异常。手术后 3 周患者带内固定出院。出院后仍反复出现心慌胸闷症状，突然出现的汽车鸣笛、发动机响声可诱发症状，持续约数分钟至 10 余分钟不等，无胸前区疼痛，无夜间无法平卧，无双下肢水肿，无发热畏寒，无咳嗽咳痰，休息后可缓解。曾于心内科门诊就诊，行心脏彩超、动态心电图等检查未见器质性疾病。近 1 个月来上述症状发作频率较前增高，出现梦魇，内容多为车祸相关内容，惊醒后难以入眠，拒绝独自外出。现为进一步治疗前往门诊就诊，门诊拟"创伤后应激障碍"收入我科。病中无头痛、发热及抽搐史，近 3 个月纳一般，夜寐差。既往体健，无特殊药敏史、家族史，近半年来月经尚规则。

入院查体：体温 36.5℃，心率 82 次/分，呼吸 15 次/分，血压 118/80 mmHg。接触被动，意识清晰，反应灵敏，定向力正确，自知力完整，语音低，感觉过敏，情绪低落、闷闷不乐，无愉快感，精力减退。问诊时回避回忆车祸相关内容，无幻觉、幻听、被害妄想等。计算力、理解力正常，远近记忆良好，智能初查无异常，躯体及神经系统检查未见异常，暂未发现冲动攻击行为。舌质暗淡，苔白腻，脉弦滑。

辅助检查： 血常规、超敏 C 反应蛋白、血生化、电解质、凝血功能、甲状腺功能、心脏标志物联合检测、心肌酶谱、肿瘤标志物测定等均未见明显异常。随机血糖 4.9 mmol/L。心电图检查示窦性心律，大致正常心电图。头颅 CT 平扫未见异常。

西医诊断治疗

1. 西医诊断　创伤后应激障碍。

2. 诊断依据

（1）标准 A：该个体曾经暴露于同时具备以下两点的创伤性事件：① 此人经历、目睹或者遭遇到一个或多个涉及自身或者他人的实际死亡，或者受到死亡的威胁，或严重的受伤，或躯体完整性受到威胁。② 此人的反应包括强烈的恐惧、无助或惊恐。注意在儿童，可能表现为混乱或激惹性的行为。

（2）标准 B：创伤性事件在如下一个（或多个）方面持续性地重新体验：① 反复插入性的对事件的苦恼记忆，包括图像、想法或者感知。注意在年幼儿童，重复性的游戏中可以出现创伤事件的某些主题或者方面。② 反复的有关事件的苦恼的梦。注意在儿童，可能出现令人惊恐的梦，但是没有可辨识的内容。③ 表现得或感觉到好像创伤性事件重现了（包括再体验创伤经历、错觉、幻觉、分离性闪回事件，包括发生在清醒或中毒状态）。注意年幼儿童中，可能会出现创伤特异性的重演。④ 当暴露在象征着创伤性事件的某些方面或者跟创伤性事件某些方面相似的内在或者内在的提示时，强烈的心理苦恼。⑤ 当暴露在象征着创伤性事件的某些方面，或者与创伤性事件某些方面相似的内在，或者内在的提示时的生理反应。

（3）标准 C：对此创伤伴有的刺激做持久的回避，对一般事物的反应显得麻木（在创伤前不存在这种情况），如下列之 3 项以上：① 回避与创伤相关的想法，感觉或者对话的努力。② 回避会促使回忆起此创伤的活动、地点或人物。③ 无法回忆此创伤的重要方面。④ 对重要活动的兴趣或者参与明显降低。⑤ 与他人疏远隔离的感觉。⑥ 情感受限（如无法拥有爱的感觉）。⑦ 未来缩短的感觉（如不期望能有一份职业、婚姻、孩子或者正常的人生）。

（4）标准 D：警觉性增高的症状（在创伤前不存在），表现为下列 2 项或以上：① 难以入睡，或睡眠困难。② 激惹或易发怒。③ 注意力集中困难。

④ 过度警觉。⑤ 过分的惊吓反应。

(5) 标准 E：上述障碍(B、C 及 D 的症状)持续时间超过 1 个月。

(6) 标准 F：这些障碍导致了临床上明显的苦恼，或在社交、职业或其他重要方面的功能受损。

3. 西医鉴别诊断　与抑郁症相鉴别。

抑郁症患者也可出现躯体症状、睡眠困难等。抑郁症的诊断主要应根据病史、临床症状、病程及体格检查和实验室检查，典型病例诊断一般不困难。

4. 西医治疗

(1) 抗抑郁药物(SSRIs)、非典型抗精神病药物的个体治疗。

(2) 及早进行心理干预。

(3) 持续争取家庭与社会支持，提高治疗依从性，改善长期预后。

中医辨证施治

1. 中医诊断　郁病(心神惑乱证)。

2. 诊断依据

(1) 神情抑郁，表情淡漠。

(2) 青壮年女性，素日性格外向，近期突遭变故，惊恐而心绪不宁。

(3) 排除药物、中毒及躯体器质性病变所致。

3. 中医鉴别诊断

(1) 癫病：癫病是一种精神失常疾病，以精神抑郁，表情淡漠，沉默痴呆，语无伦次，静而多喜为特征。

(2) 痴呆：郁病与痴呆症状表现亦有相似之处，但痴呆以智能低下为突出表现，以神情呆滞、愚笨迟钝为主要证候特征，其部分症状可自制。

4. 中医辨病辨证分析　车祸后反复发作性多疑易惊，多梦易醒，情绪低落，心慌胸闷，面色暗，纳寐差，舌质暗淡，苔白腻，脉弦滑。病属"郁病"范畴，辨证属心神惑乱证。缘由五志过极，心气耗伤，营血不足，以致心神失养，心神惑乱，不能自主，发为本病。心神失养，故见精神恍惚，心神不宁，多疑易惊，时时欠伸；心神惑乱，不能自主，则见悲忧善哭，喜怒无常，手舞足蹈或骂詈喊叫等脏躁之症。病位在心，病性属虚。

5. 治法方药

治法：养心安神，和中缓急。

方药：甘麦大枣汤加减。甘草 10 g，浮小麦 15 g，大枣 10 g。

方解：方中浮小麦为君药，养心阴，益心气，安心神，除烦热。甘草补益心气，和中缓急（肝），为臣药。大枣甘平质润，益气和中，润燥缓急，为佐使药。

病例特点及转归

本例病例特点为：① 青年女性，首次发病，以阴性症状为主，能配合治疗。② 主要症状为反复出现的以汽车鸣笛、发动机声为诱发因素的胸闷心慌症状。精神查体：接触被动，意识清晰，反应灵敏，定向力正确，自知力完整。语音低，感觉过敏。情绪低落、闷闷不乐，无愉快感，精力减退。问诊时回避回忆车祸相关内容。综合以上，临床考虑创伤后应激障碍。

入院后长嘱给予艾斯西肽普兰 5 mg/日，地西泮 2.5 mg/次，1 次/晚。同时完善常规的实验室检查。患者睡眠改善，次日晨起未诉不适。1 周内逐渐将艾斯西肽普兰加量至 10 mg/日。其间各项化验检查结果回报均正常，头颅 CT 平扫未见明显异常。1 周后，患者睡眠改善，梦魇基本消失，情绪较前好转，对于车祸历史不再过分回避。生命体征正常，饮食及大小便正常，未见其他明显药物不良反应。入院后予以认知情绪治疗，在系统药物治疗的同时配合针灸、经颅磁刺激等治疗。2 周后胸闷心慌症状出现频率较前明显减少，患者情感反应协调，无不适主诉。家属和患者均要求出院，医师评估后同意出院，并嘱出院后定时服药，门诊定期随诊。

护理

（1）为患者提供安全舒适的环境，减少外界刺激。

（2）鼓励患者表达创伤性体验的经历，及时倾诉疾病发作时的感受及应对方法，以达到宣泄的目的；与患者讨论创伤性事件，减少患者可能存在的自我消极评价；鼓励患者用适当方式表达焦虑、恐惧情绪，并允许自我发泄，但不过分关注。

病例 10 > 妄想性障碍

基本情况

一般情况：某男，21岁，高中文化，未婚，学生。

主诉：坚信异性钟情自己3个月余，加重1周。

现病史：患者3个月前使用社交软件持续追踪一名女生，并在大学校园内寻找该女生，坚信该女生是喜欢他的，但被女生多次投诉，警方及学校管理部门对其发布了限制接触令。然而，患者认为该女生只是在生他气而不理他，越发确信该女生是喜欢他的，试图获取该女生的相关信息并接近她，此次再度被警察发现非法侵入学校。为证实患者对自己构成了骚扰，该女生曾打印出大量社交媒体私信记录，并交给警方和学校，但患者仍持续类似行为，且每次均更换社交软件用户名，固执地认为女生"打印出大量社交媒体私信记录，并交给警方和学校"的行为只是为了引起他的关注，用特别的方式来追求他而已。另外，他的主要目标是这名女生，而次要目标还包括另一名学生以及负责处理其指控的一名副院长，坚信认为她们对他都有好感。由于上述越轨行为，患者已被勒令停学，并被要求不得进入校园。但患者还认为自己被不公平地迫害了，警察和学校是在故意找碴来挤对他、伤害他。此期间，患者学习成绩下降，但日常生活自理情况良好，无明显冲动情绪，无反常言语行为。门诊检查时，患者表情自然，情感生动，诉心情不好，叙述病情条理井然，与医生对答切题，述病中无头痛、发热及抽搐史。既往体健，无特殊药敏史、家族史，病前性格自恋、不爱说话、敏感多疑，人际关系尚好，学习能力良好。

入院查体：体温36.5℃，心率80次/分，呼吸20次/分，血压130/80 mmHg。

接触主动,目光警惕,愿意和医生交流,意识和思路清晰,反应正常,自知力不全,定向力正确,语音稍低,情绪稍低落,兴趣减退,精力正常,无幻觉、幻听,有钟情妄想以及有轻度被害妄想,计算力、理解力良好,远近记忆良好,智能初查无异常。暂未发现冲动攻击等怪异行为,躯体及神经系统检查未见异常。

辅助检查:血常规、超敏 C 反应蛋白、电解质、凝血功能、心脏标志物联合检测、心肌酶谱、甲状腺功能、梅毒、肿瘤标志物测定等检测均为阴性。随机血糖 5.8 mmol/L。心电图检查示窦性心律,大致正常心电图。头颅 MR 未见异常。

西医诊断治疗

1. 西医诊断　妄想性障碍。

2. 诊断依据

(1)症状标准:反复出现钟情妄想,有轻度被害妄想,日常生活自理良好,无明显冲动情绪,无反常言语行为。

(2)程度标准:自知力不全。

(3)时间标准:坚信异性钟情自己 3 个月余,加重 1 周。

(4)排除器质性精神病、精神活性物质和非成瘾性物质所致精神障碍。

3. 西医鉴别诊断

(1)精神分裂症:精神分裂症的特征症状往往有两个或多个以下症状:① 妄想。② 幻觉。③ 言语瓦解。④ 严重瓦解的或紧张性的行为。⑤ 阴性症状。同时精神分裂症患者在起病后整个病期中有相当大一部分时间,其社会或职业能力紊乱,在诸如工作、人际关系或生活自理等主要功能领域,有一个或多个领域功能水平显著低于病前水平。本患者在一些事情上存在错误信念,但并不同于精神分裂症,其无显著幻觉妄想、思维紊乱、阴性症状等,且其生活自理能力尚好,行为和情绪没有明显古怪异常。

(2)器质性精神障碍:器质性精神障碍患者也有可能引起精神症状,多伴有意识障碍、智能障碍或记忆障碍,同时可伴有躯体症状或神经系统阳性体征,结合实验室检查的阳性发现,鉴别诊断一般不难。患者无颅内肿瘤、脑脓肿、慢性硬膜下血肿、急性脑梗死等颅内占位性器质性病变,无感染病史。

（3）臆想症：臆想症是指大脑在一定范围内相对稳定的功能状态被破坏，导致认知、情感、意志行为等精神活动出现异常，异常的严重程度及持续时间均超出了正常精神活动波动的范围，因而或多或少损害了患者的生物及社会功能的一组疾病，以疑病症状为主要临床表现，常伴有焦虑、抑郁症状。而本患者是以系统妄想为主症的精神障碍，患者存在系统妄想，内容较固定，具有一定现实性，主要表现为钟情、轻度被害的内容，故可排除。

（4）抑郁症：以情感低落、思维迟缓、意志减退为三主症，一般和知、情、意三者协调统一。本患者行为是受妄想支配，故可排除。

4. 西医治疗

（1）抗精神病药物的个体治疗，处理可能出现的不良反应，如锥体外系不良反应。

（2）自知力逐步恢复后可以予心理康复治疗及评估预后。

（3）持续争取家庭与社会支持，提高治疗依从性，改善长期预后。

（4）风险评估，包括人身安全风险如暴力攻击、自杀自伤、逃跑走失、受到他人伤害等；对高风险患者应及时采取相应措施，并告知监护人。

（5）妄想性障碍患者的治疗：兼顾足疗程，阶段性、个体化的治疗计划。其中阶段性是指不论对首发、复发还是急性恶化的患者，治疗均包括急性期、巩固期和维持期治疗。

中医辨证施治

1. 中医诊断　癫病（心脾两虚证）。

2. 诊断依据

（1）患者平素性格内向，大多数近期有情志内伤史。

（2）以钟情妄想以及有轻度被害妄想为其主要临床特征。

（3）病情的轻重与反复常与情志有关。

（4）必须排除因器质性疾病以及药物原因导致的精神失常。

3. 中医鉴别诊断　与郁病、痴呆相鉴别。

4. 中医辨病辨证分析　钟情妄想以及有轻度被害妄想，情绪稍低落，目光警惕，面色稍暗，纳寐差，舌质暗淡，苔白腻，脉弦滑，病属"癫病"范畴，辨证属痰瘀郁结，心脾两虚证。由七情所伤，思虑不遂，病日久，心血内亏，心神失养，故神思恍惚,魂梦颠倒;血少气衰,脾失健运,血不养心,故饮食量少。病位在脑,与肝、脾、肾关系密切,以心神受损为主,病性属虚。

5. 治法方药

治法:疏肝化痰,祛瘀醒神。

方药:柴胡疏肝散合涤痰汤加减。柴胡 15 g,白芍 15 g,当归 15 g,川芎 10 g,炙甘草 3 g,胆南星 5 g,石菖蒲 15 g,郁金 10 g,茯苓 8 g,枳实 8 g,半夏 9 g,陈皮 9 g。

方解:方中以柴胡功善疏肝解郁,用以为君。川芎活血行气以止痛,助柴胡以解肝经之郁滞,并增行气活血止痛之效,为臣药。陈皮理气行滞,芍药、甘草养血柔肝,缓急止痛,均为佐药。陈皮、胆南星、半夏利气燥湿而祛痰;石菖蒲开窍通心,枳实破痰利膈,甘草调和诸药,为使药。诸药相合,共奏疏肝行气,活血醒神之功。

病例特点及转归

本例病例特点为:① 青年男性,首次发病,妄想为主要症状,愿意配合治疗。② 主要症状为有钟情妄想以及有轻度被害妄想,情绪稍低落,精力正常,兴趣减退。无幻觉、幻听,社会交流能力良好,自理能力良好。病中无头痛、发热、咳嗽、咳痰,无意识不清、肢体抽搐、言语不清、吞咽呛咳、大小便失禁等。综合以上,临床考虑妄想性障碍。

入院后长嘱给予利培酮 1 mg/日,奥氮平 2.5 mg/次,1 次/晚。1 周内逐渐将利培酮加量至 4 mg/日。1 周后,患者情绪稳定,理解警察和学校的处理方案,但仍然认为该女生喜欢他,不认为自己的症状是精神病的表现。在系统药物治疗的同时配合自知力恢复训练,加强心理-社会干预,另配合针灸及康复锻炼等治疗。2 周后自知力基本恢复,能认定病中的体验是不正常的,对为何会出现此类症状感到奇怪(经医生解释说明后,对疾病的性质有简单的理解)。患者情感反应协调,无不适主诉。血常规、肝肾功能、血糖、血脂、心电图复查正常。家属和患者均要求出院,医师评估后同意出院,并嘱咐出院后的注意事项。出院前 PANSS 量表评定总分 54 分(阳性量表 13 分,阴性量表 8 分,一般精神病理量表 33 分)。避免情绪激动、过度劳累,门诊定期随诊。

护理

（1）护士应与患者建立良好的治疗关系，帮助患者找出影响人际关系的因素。

（2）予精神分析疗法和行为疗法，逐步帮助患者建立新的认知和行为模式。

病例 11 ▷ 抑郁发作

基本情况

一般情况：某女,41岁,高中文化,已婚,家庭主妇。

主诉：反复情绪低落、兴趣下降2年,加重伴易哭1个月。

现病史：2年前患者无明显诱因下逐渐出现讲话减少,对任何事情无兴趣,全身酸痛不适,整日卧床,夜间睡眠差。家人带其到多地就诊,焦虑抑郁量表提示有抑郁可能,诊断为"抑郁发作",曾服用氟哌噻吨美利曲辛片(黛力新)1片/次,3次/日;盐酸舍曲林片1片/次,1次/日;阿普唑仑片2片/次,1次/晚等药物。患者一直未规律服药,上症反复发作,最近1个月情绪低落,易哭,常自言自语,不能煮饭、洗衣服等,彻夜不能眠,对任何事情无兴趣,心悸,心烦,全身乏力,有自杀倾向。饮食一般,二便正常。既往体健,无特殊药敏史、家族史,病前性格一般,多思易虑,交际少,能正常处理家务。23岁结婚,育有2子。月经不规则,时有提前。

入院查体：体温36.4℃,心率70次/分,呼吸20次/分,血压126/85 mmHg。神经系统检查:意识清晰,智能初查无异常,反应稍显迟钝,理解力、定向力正确。言语低微,少言,情绪低落、兴趣减退,有轻生念头。四肢肌力、肌张力正常,各关节腱反射存在,深浅感觉未见异常,病理征未引出,脑膜刺激征阴性,头面部及躯体未见异常。舌质淡,苔白,脉弦细。

辅助检查：血常规、血生化、电解质、凝血功能、甲状腺功能等均未见明显异常。心电图示窦性心律,脑电图未见明显异常,头颅MRI未见异常。焦虑抑郁五项测评有中(重)度抑郁。

西医诊断治疗

1. 西医诊断　抑郁发作。

2. 诊断依据

（1）症状标准：情绪低落，易哭，彻夜不能眠，对任何事情无兴趣，心烦，心悸，全身乏力。

（2）程度标准：常自言自语，有自杀倾向。

（3）时间标准：反复情绪低落、兴趣下降 2 年，加重伴易哭 1 个月。

（4）排除器质性精神病、精神活性物质和非成瘾性物质所致精神障碍。

3. 西医鉴别诊断

（1）精神分裂症：患者可有抑郁症的表现，但精神分裂症患者还伴有荒谬离奇的妄想、幻听、自知力缺失、与环境不适应的兴奋、愚蠢的傻乐等。

（2）焦虑状态：临床表明大部分抑郁患者都伴有焦虑状态。虽然抑郁症与焦虑症患者都有自主神经方面的症状，但焦虑症患者可能更多表现为交感神经系统功能活动增强，而抑郁症患者可能有过多的自我评价过低或消极观念。

4. 西医治疗

（1）抗抑郁药物个体治疗，处理可能出现的不良反应。

（2）予心理康复治疗及物理治疗。

（3）风险评估，患者是否有自杀倾向，对高风险患者应及时采取相应措施并告知监护人。

中医辨证施治

1. 中医诊断　郁病（心脾两虚证）。

2. 诊断依据

（1）情绪低落，易哭，常自言自语，不能煮饭、洗衣服，彻夜不能眠，对任何事情无兴趣，心烦，有自杀倾向。

（2）无特殊家族史，或脑外伤史。多发于青壮年女性，素日性格内向，近期情志不遂，心绪不宁。

（3）排除药物、中毒及躯体器质性病变所致。

3. 中医鉴别诊断

（1）喉痹：郁病中的梅核气应与喉痹鉴别。梅核气多见于青中年女性，因情志抑郁而起病，自觉咽中异物感，咽之不下，咯之不出，但无咽痛及吞咽困难，其症状轻重与情绪波动有关，当心情抑郁或注意力集中于咽部时，则梗塞感觉加重。虚火喉痹则以中青年男性发病较多，多因感冒，长期吸烟饮酒及嗜食辛辣食物而引发，咽部除有异物感外，尚觉咽干、灼热、咽痒，咽部症状与情绪无明显关系，但过度辛劳或感受外邪则易加剧。

（2）噎膈：郁病中的梅核气一证应与噎膈相鉴别。梅核气有咽部异物感，但进食无阻塞，不影响吞咽；噎膈多见于中老年男性，以吞咽困难为主，吞咽困难的程度日渐加重，且梗塞感觉主要在胸骨后部位而不在咽部，食管检查常有异常发现。

4. 中医辨病辨证分析　　情绪低落，易哭，常自言自语，彻夜不能眠，对任何事情无兴趣，心烦，有自杀倾向，兼见面色白，舌质暗淡，舌苔白，脉弦细，病属"郁病"范畴，辨证属心脾两虚。忧愁思虑，久则损伤心脾，并使气血生化不足，心失所养，不主神明，发为本病。心血内亏，心神失养，故神思恍惚，欲哭；血少气衰，脾失健运，血不养心，故饮食量少，肢体困乏，心悸；舌质淡，脉弦细弱为心脾两虚表现。病位在心、脾，病性属虚。

5. 治法方药

治法：健脾养心，补益气血。

方药：归脾汤加减。党参 15 g，白术 15 g，茯神 15 g，炙甘草 6 g，黄芪 15 g，当归 10 g，酸枣仁 10 g，远志 6 g，大枣 10 g，生姜 6 g，木香 5 g。

方解：方中四君子汤补气健脾，使脾胃强健，则气血自出，气能统血为君药；当归补血汤补气生血，使气固血充，为臣药；酸枣仁、远志养心安神，木香理气醒脾，使补而不滞，均为佐药；生姜、大枣调和营卫，为使药。诸药合用，共奏益气健脾，补血养心之效。

病例特点及转归

本例病例特点为：① 中年女性，起病缓慢，症状反复发作。② 主要症状为情绪低落，易哭，常自言自语，不能煮饭、洗衣服等，彻夜不能眠，对任何事情无兴趣,心悸,心烦,全身乏力,有自杀倾向。查体言语低微,少言,情绪低落、兴趣减退,心悸,全身乏力,有轻生念头。无幻觉、幻听,被害妄想。③ 焦虑抑郁五项测评有中(重)度抑郁。综合以上,临床考虑抑郁发作。

入院后长嘱给予草酸艾司西酞普兰 10 mg,早上服;奥氮平 2.5 mg/次,1 次/晚。同时行经颅磁刺激,配合针灸、中药治疗。患者睡眠改善不明显,于 5 日后加用阿戈美拉汀 1 片/次,1 次/晚。入院 10 日后患者症状逐渐好转,言语增多,脸上有笑容,每晚能睡 5~6 小时。15 日时家属和患者均要求出院,医师评估后同意出院,并嘱咐出院后的注意事项。避免情绪激动、过度劳累,到我科门诊定期随诊,按时服药,不能随便停用。

护理

(1) 提供安静舒适的环境,减少外界不良刺激。

(2) 心神不宁时,遵医嘱予耳穴埋豆神门、心、交感、肝、脾等穴,可疏通气血,宁心定志。

(3) 入睡困难者,睡前可用热水泡脚或热水浴,以促进睡眠。

(4) 尊重关心患者,多与患者沟通,了解其心理状态,及时予心理疏导。

(5) 有自杀倾向者,将患者安置在便于观察的房间,加强巡视,专人看护。

病例 12 惊恐障碍

基本情况

一般情况： 某女，53 岁，小学文化，已婚，务农。

主诉： 情绪异常、心慌胸闷半年，加重 1 周。

现病史： 患者家属代诉，患者半年前出现情绪异常，表现为情绪激动，心慌胸闷，伴呼吸急促，大汗淋漓，恶心泛酸，时有全身不自主发抖，喃喃自语，夜间尤甚，甚则表示出现濒死感，无意识不清、口吐涎沫、牙关紧闭等症，每次持续时间不等，症状好转后自觉担忧症状再发，曾自行就医，具体不详。家属表示 1 周前患者再次与他人争执后上述症状发作较前频密，表现为持续数分钟或几十分钟的急性症状，阵发性头晕，呈昏沉感，继而出现胸胁胀满疼痛，口苦而干，自行服药（具体不详）后症状未见改善，遂由家人送至我院门诊就诊，门诊拟"惊恐障碍"收治我科。入院症见神清，精神差，表情淡漠，反应迟钝，时呼吸稍急促，四肢轻颤，不能应答，嘱患者完成指令动作稍有反应，无恶心呕吐、大汗淋漓等症，纳寐差，二便正常。既往体健，无特殊药敏史、家族史。

入院查体： 体温 36.7℃，心率 101 次/分，呼吸 20 次/分，血压 139/71 mmHg。神清，精神差，心、肺、腹查体未见明显异常。神经系统查体：双侧视力及视野粗检查未能配合，双眼闭目、眼动不能配合，面部感觉、咀嚼、张口不能配合，示齿、伸舌不能配合，听力检测不配合，软腭提升、咽反应、发音不能配合，转颈耸肩不能配合，四肢肌力、肌张力查体不能配合，四肢轻颤，双侧指鼻试验、轮替试验、跟膝胫试验不能配合，罗姆伯格氏征不配合，四肢痛温触觉、音叉振动觉、关节位置觉检查不配合，暂未见二便排便异常。精神状态查体：坐立不安，情绪焦虑。

辅助检查：头颅、胸部、腹部 CT 提示右侧外囊区小腔隙灶可能，肋骨局部晃动产生伪影，影响观察，余胸部、全腹 CT 平扫未见异常。血常规：中性粒细胞百分比 84.3%，淋巴细胞百分比 10.7%。血气分析：酸碱度 7.54，氧分压 109.0 mmHg，实际碳酸氢盐 19 mmol/L，二氧化碳总量 20 mmol/L，血氧饱和度 98.9%；心肌酶全套：α-羟丁酸脱氢酶 51 U/L，乳酸脱氢酶 78.00 U/L；电解质：钾 3.20 mmol/L。心电图示窦性心动过速，电轴右偏。头颅 MRI 示右额部皮下占位。血气分析：PO_2 174 mmHg。脑电图示中度异常脑电图、脑地形图（广泛慢波增多）。汉密尔顿抑郁量表肯定有重度抑郁症状，汉密尔顿焦虑量表肯定有重度焦虑症状。

西医诊断治疗

1. 西医诊断　惊恐障碍。

2. 诊断依据

（1）反复出现不可预期的惊恐发作。一次惊恐发作是突然发生的强烈害怕或强烈的不适感，并在几分钟内达到高峰，发作期间出现下列 4 项及以上症状：① 心悸、心慌或心率加速。② 出汗。③ 震颤或发抖。④ 气短或窒息感。⑤ 哽噎感。⑥ 胸痛或胸部不适。⑦ 恶心或腹部不适。⑧ 感到头昏、脚步不稳、头重脚轻或昏厥。⑨ 发冷或发热感。⑩ 感觉异常（麻木或针刺感）。⑪ 现实解体（感觉不真实）或人格解体（感觉脱离了自己）。⑫ 害怕失去控制或"发疯"。⑬ 濒死感。

（2）至少在 1 次发作之后，出现下列症状中的 1～2 种，且持续 1 个月（或更长）时间：① 持续的担忧或担心再次的惊恐发作或其结果（如失去控制、心肌梗死、"发疯"）。② 在与惊恐发作相关的行为方面出现显著的不良变化，试图减少或回避惊恐发作及其结果（如回避锻炼或回避广场恐怖症类型的场合情况：离开家、使用公共交通工具或购物）。③ 这种障碍不能归因于某种物质（如滥用毒品、药物）的生理效应，或其他躯体疾病（如甲状腺功能亢进、心肺疾病）。④ 这种障碍不能用其他精神障碍来更好地解释。

3. 西医鉴别诊断

（1）精神分裂症：临床表明部分精神分裂症患者可常有精神行为异常、失眠的表现，还伴有荒谬离奇的妄想、幻听、自知力缺失、与环境不适应的兴奋、愚蠢的傻乐等。患者有长期的精神行为异常病史,未行相关诊疗,需完善相关检查及至专科医院就诊,进一步鉴别。

(2)自身免疫性脑炎:自身免疫性脑炎为一类自身免疫性疾病,临床常表现为突发的精神行为异常,起病前常有发热、感冒病史。脑电图可见双侧大脑半球弥漫性慢波,头颅 MRI 有时可见病灶。

4. 西医治疗

(1)抗精神病药物个体治疗,处理可能出现的不良反应,如锥体外系不良反应。

(2)自知力逐步恢复后,可以予心理康复治疗及评估预后。

(3)持续争取家庭与社会支持,提高治疗依从性,改善长期预后。

(4)风险评估,包括人身安全风险如暴力攻击、自杀自伤、逃跑走失、受到他人伤害等;对高风险患者应及时采取相应措施,并告知监护人。

(5)在制定治疗方案时,需要考虑有效性、副作用、药物之间的相互作用、费用和患者的偏好。

中医辨证施治

1. 中医诊断　郁病(心神失养证)。

2. 诊断依据

(1)精神恍惚,心神不宁,易惊,喜怒无常,舌质淡,脉弦。

(2)因情志不遂起病,惊恐而心绪不宁。

(3)排除药物、中毒及躯体器质性病变所致。

3. 中医鉴别诊断　与癫病、痴呆相鉴别。

4. 中医辨病辨证分析　症见多疑易惊,悲忧善哭,喜怒无常,时时欠伸,骂詈喊叫,目光警惕,面色稍暗,纳寐差,舌质淡,脉弦,临床表现多种多样,但同一患者每次发作多为同样几种症状的重复。属中医学之"郁病"范畴,证属心神失养。五志过极,心气耗伤,营血不足,以致心神失养,心神惑乱,不能自主,发为本病。心神失养,故见精神恍惚,心神不宁,多疑易惊,时时欠伸;心神惑乱,不能自主,则见悲忧善哭,喜怒无常,骂詈喊叫等脏躁之症。病位在心,病性属虚。

5. 治法方药

治法:甘润缓急,养心安神。

方药：甘麦大枣汤加减。浮小麦15 g，甘草9 g，当归30 g，酸枣仁10 g，大枣10枚。

方解：浮小麦能和肝阴之客热，而养心液，且有消烦利溲止汗之功；甘草泻心火而和胃；大枣调胃，而利其上壅之燥；酸枣仁安神宁心助眠；当归补血养血定志。临证时可加柏子仁、茯神、合欢花、龙骨、牡蛎等加强镇惊安神；血虚生风而见手足蠕动或抽搐者，加生地、珍珠母、钩藤息风止痉；喘促气逆者，可合五磨饮子开郁散结，理气降逆。

病例特点及转归

本例病例特点为：① 中年女性，急性起病，病程长。② 主要症状为精神差，表情淡漠，反应迟钝，呼吸稍急促，四肢轻颤，不能应答，完成指令动作稍有反应。③ 精神状态查体：坐立不安，情绪焦虑。综合以上，临床考虑惊恐障碍。

入院后予劳拉西泮2 mg/次，1次/日；奥氮平2.5 mg/次，1次/晚。服药3日后症状未见明显改善，夜间入睡仍较困难，将劳拉西泮调整为4 mg/次，1次/日；奥氮平5 mg/次，1次/晚。3日后，症状仍较明显，夜间时有吵闹，将劳拉西泮调整为3 mg/次，2次/日，改奥氮为米氮平30 mg/次，1次/晚。1周后睡眠改善，每晚能安静入睡，情绪稍平稳，加用重复经颅磁刺激治疗，加强心理-社会干预。2周后情绪平稳，自知力基本恢复，患者不同意继续住院治疗，经上级医师评估后同意出院，并嘱出院后定时服药，门诊定期随诊。

护理

（1）提供安静舒适的环境，避免强光刺激和噪音。

（2）饮食宜健脾养心，益气生血，可多食淮小麦、小米、莲子、桂圆等。

（3）指导家属正确对待患者的情绪变化，避免不良情绪对其的刺激。

基本情况

一般情况：某女，43 岁，大专文化，已婚，无业。

主诉：失眠、乏力、胸闷、心慌 2 年余。

现病史：患者自诉 2 年前开始出现失眠、乏力、胸闷、心慌，担心焦虑，心情烦躁，兴趣下降，情绪低落，难以入睡，睡后易醒、多梦，每日能睡 2～3 小时，醒后再难入睡，曾至我院门诊就诊，诊断为"焦虑抑郁状态"，具体用药不详，症状未见明显好转，现为进一步治疗遂来我院门诊就诊，门诊拟"焦虑抑郁状态"收入我科。入院症见神清，精神欠佳，述时有头晕，呈阵发性昏沉感，身体多处疼痛感，头部、背部为甚，症状严重时影响日常生活，无恶心呕吐，无发热咳嗽，纳稍差，寐如前所述，近期体重无明显变化。无特殊既往史、药敏史、家族史。

入院查体：体温 36.8℃，心率 98 次/分，呼吸 20 次/分，血压 133/81 mmHg。神清，精神欠佳，心、肺、腹查体未见明显异常。神经系统查体：记忆力稍减退，计算力、定向力正常，言语清晰流利，病理征未引出。精神科查体：情绪低落，精力不足，兴趣下降，担忧焦虑，坐立不安。认知方面感知觉、思维联想正常，注意力欠集中，记忆力稍减退，智力正常，无自知力；情感与环境相协调；意志力弱，对病情治疗无信心。

辅助检查：白细胞计数 $4.3×10^9$/L，中性粒细胞百分比 72.4%，淋巴细胞绝对值 $0.9×10^9$/L，血红蛋白 134.0 g/L，血小板 $169×10^9$/L，快速 C 反应蛋白 0.50 mg/L；总胆固醇 6.55 mmol/L，低密度脂蛋白胆固醇 3.94 mmol/L，总蛋白 64.4 g/L，碱性磷酸酶 36 U/L，磷酸肌酸激酶 263 U/L，α-羟丁酸脱氢酶 210 U/L;D-二聚体 0.64 mg/L。尿常规、大便常规、电解质、肾功能、同型半胱氨酸、感染四项、糖化血红蛋白、甲状腺功能五项未见明显异常。彩色多普勒心脏＋心功能超声检查提示心脏形态结构、膜活动及心功能未见明显异常。常规心电图提示窦性心动过缓,逆钟向转位。CT 头颅平扫提示左侧颞叶腔隙性脑梗死,脑白质缺血。MRI 头颅平扫＋DWI 提示两侧放射冠区少许缺血灶。眼震电图中枢眼动功能正常,无自发性眼震,变位试验:眼震(一)。抑郁自评量表提示可能有重度抑郁症状,焦虑自评量表提示可能有重度焦虑症状,汉密尔顿抑郁量表提示肯定有重度抑郁症状,汉密尔顿焦虑量表提示肯定有重度焦虑症状。

西医诊断治疗

1. 西医诊断　躯体形式障碍。

2. 诊断依据

(1) 患者因"失眠、乏力、胸闷、心慌 3 个月余"入院。

(2) 主要症状繁多,除了主诉症状外还涵盖情绪转差,失眠、头晕、身体疼痛等。

(3) 精神科查体:言语反复,情绪低落,精力不足,兴趣下降,担忧焦虑,坐立不安,注意力欠集中,记忆力稍减退,意志力弱,对病情治疗无信心。

(4) 排除精神活性物质和非成瘾性物质所致精神障碍。

3. 西医鉴别诊断

(1) 精神分裂症:临床表明部分精神分裂症患者可常有精神行为异常、失眠的表现,还伴有荒谬离奇的妄想、幻听、自知力缺失、与环境不适应的兴奋、愚蠢的傻乐等。患者有长期的精神行为异常病史,未行相关诊疗,需完善相关检查及至专科医院就诊,进一步鉴别。

(2) 非脑外伤性精神障碍:颅脑外伤可能会诱发功能性精神障碍,颅脑外伤所致的精神障碍有明确的脑外伤史,颅脑损伤以中、重度为主,常有昏迷,精神障碍出现的时间与脑外伤有直接关系,而非脑外伤性精神障碍无颅脑外伤史,可鉴别。

4. 西医治疗

(1) 完善相关检查,排除脏器损伤所带来的诊疗干扰,如锥体外系不良反应。

（2）药物治疗：精神类药物个体治疗，同时各类症状给予对症处理。

（3）物理治疗：运动物理手段，影响神经系统对信息系统的处理过程。

（4）制定个性化的心理疗法，协助诊治和康复。

中医辨证施治

1. 中医诊断　郁病（心脾两虚证）。

2. 诊断依据

（1）失眠、乏力、胸闷、心慌、情绪转差，头晕，身体疼痛，舌质暗淡，苔薄白，脉细弱。

（2）情志不遂，心神不宁，运化失常，神疲体虚。

（3）排除药物、中毒及躯体器质性病变所致。

3. 中医鉴别诊断

（1）癫病：癫病是一种精神失常疾病，癫病以精神抑郁，表情淡漠，沉默痴呆，语无伦次，静而多喜为特征。

（2）脏躁：好发于妇人，因精神刺激，心脾两虚，心神失养所致，临床表现为悲伤欲哭，但可自制，不会自伤，不伤他人。

4. 中医辨病辨证分析　症见目光警惕，面色稍暗，心悸失眠，夜寐多梦，舌质暗淡，苔薄白，脉细弱。本病当属于中医学之"郁病"范畴，证属心脾两虚。忧愁思虑，久则损伤心脾，并使气血生化不足，心失所养，不主神明，发为本病。心失所养，不主神明，则多思善虑，健忘失眠；不主血脉，则心悸；脾失健运，故见纳差等症；舌质暗淡，苔薄白，脉细弱，均为心脾两虚，气血不足之象。病位在心、脾，病性属虚。

5. 治法方药

治法：健脾养心，补益气血。

方药：归脾汤加减。党参 15 g，白术 15 g，甘草 6 g，黄芪 15 g，当归 10 g，远志 6 g，酸枣仁 10 g，茯神 10 g，龙眼肉 10 g，神曲 6 g，木香 5 g（后下）。

方解：党参、白术、甘草益气健脾；黄芪、当归补气养血；酸枣仁、远志、茯神、龙眼肉养心安神；木香、神曲理气健脾。心胸郁闷、情志不舒者，加合欢花、郁金、佛手理气开郁；阴虚有火，舌红、口干、心烦者，加生地、麦冬、黄连滋阴清热。

病例特点及转归

本例病例特点为：① 壮年女性,急性起病,病程长。② 主要症状为神清,精神欠佳,失眠、乏力、胸闷、心慌,担心焦虑,心情烦躁,兴趣下降,情绪低落,难以入睡,睡后易醒、多梦,每日能睡 2～3 小时,醒后再难入睡,时有头晕,呈阵发性昏沉感,身体多处疼痛感,头部、背部为甚,症状严重时影响日常生活,无恶心呕吐,无发热咳嗽,纳稍差。③ 精神科查体:情绪低落,精力不足,兴趣下降,担忧焦虑,坐立不安。认知方面感知觉、思维联想正常,注意力欠集中,记忆力稍减退,无自知力;情感与环境相协调;意志力弱,对病情治疗无信心。暂未发现冲动攻击行为。④ 辅助检查提示 MRI 头颅平扫＋DWI 提示两侧放射冠区少许缺血灶。排除脑器质性精神障碍。综合以上,临床考虑躯体形式障碍。

入院后予盐酸度洛西汀肠溶胶囊 30 mg/次,1 次/日;奥氮平 2.5 mg/次,1次/晚。服药 3 日后患者症状未见明显改善,将盐酸度洛西汀肠溶胶囊调整为 60 mg/次,1 次/日;奥氮平 5 mg/次,1 次/晚。3 日后患者症状稍改善,但仍时有反复,使用重复经颅磁刺激。5 日后患者夜间休息尚可,症状渐趋好转,且无反复情况,加用中医子午流注指导下的针灸治疗,心理治疗开始使用认知疗法和森田疗法。2 周后患者失眠症状缓解明显,心境平稳,余症状均有不同程度改善,患者家属要求出院,经上级医师评估后同意出院,嘱门诊定期随诊。

护理

（1）提供安静舒适的环境,尽量避免将郁病患者安置在同一病室,以免不良情绪相互"感染",加重病情。

（2）睡觉前,保持心情平静,不宜大量饮水,不喝浓茶、咖啡等。

（3）适当多吃百合、莲子、桂圆、大枣等具有养心安神作用的食品。

（4）鼓励患者积极参加活动以转移其注意力,如散步、听轻音乐等。

病例 14 　冲动控制障碍

基本情况

一般情况：某女,39 岁,初中文化,未婚,KTV 工作。

主诉：反复骂人半年。

现病史：半年来患者逐渐变得孤僻,动辄骂人,不避亲疏,经常无缘无故破口骂人,常引起邻里朋友不满。每次骂人后觉得舒服,但又自觉不对,无法控制自己。发病后进食差,睡眠差,夜间睡眠不足 4 小时。半年来未予重视。病中无头痛、发热及抽搐史。既往体健,无特殊药敏史、家族史,病前性格好,人际关系尚好,工作能力强。未婚未育,近半年来月经不规则,量少。

入院查体：体温 36.4℃,心率 86 次/分,呼吸 18 次/分,血压 130/82 mmHg。接触被动,目光警惕,经医生耐心解释和保证,患者表示愿意和医生交流。意识清晰,反应稍显迟钝,定向力正确,自知力欠佳,语音低沉,感觉过敏,情绪低落、闷闷不乐,兴趣减退,精力减退。计算力、理解力尚可,远近记忆良好,智能初查无异常,暂未发现冲动攻击行为,躯体及神经系统检查未见异常。舌质红,苔少,有剥裂,脉细数。

辅助检查：血常规、超敏 C 反应蛋白、血生化、电解质、凝血功能、甲状腺功能、肿瘤标志物测定等均未见明显异常。感染四项提示 HIV 抗体阳性。随机血糖 5.2 mmol/L。心电图检查示窦性心律,大致正常心电图。头颅 MR 未见异常。

西医诊断治疗

1. **西医诊断**　冲动控制障碍。

2. **诊断依据**

(1) 症状标准：反复出现骂人，不避亲疏。

(2) 程度标准：造成人际关系紧张。

(3) 时间标准：不避亲疏骂人半年。

(4) 排除器质性精神病、精神活性物质和非成瘾性物质所致精神障碍。

3. **西医鉴别诊断**

(1) 强迫症：强迫症是反复出现的强迫思维或强迫行为，该类患者虽有反复的行为，但这些行为不能给人带来愉悦感，也无助于完成有意义的事物。患者也意识到此类行为无意义或无效，且试图加以抵抗。冲动控制障碍尽管表现为反复、难以自控的骂人行为，但骂人后有后悔感，这些与强迫症不同。

(2) 焦虑症：焦虑症是常见的一种情绪障碍，其主要表现为对外界事物的反应过分敏感、多虑，因小事而过度焦虑、烦躁、担心，甚至哭闹。患者通常自尊心比较强，对事物十分认真而又过度紧张。本例患者虽有骂人的症状，但不符合上述诊断标准，故可排除。

4. **西医治疗**

(1) 抗反转录病毒治疗。

(2) 抗精神病药物的个体治疗，处理可能出现的不良反应，如锥体外系不良反应。

(3) 持续争取家庭与社会支持，提高治疗依从性，改善长期预后。

(4) 做好安全风险评估，包括人身安全风险如暴力攻击、自杀自伤、逃跑走失、受到他人伤害等；发现以上情况应及时采取相应措施，并告知监护人。

中医辨证施治

1. **中医诊断**　狂病（火盛阴伤证）。

2. **诊断依据**

(1) 精神亢奋，狂躁刚暴，喧扰不宁，毁物打骂，动而多怒。

（2）有癫狂家族史，或脑外伤史。多发于青壮年女性，素日性格内向，近期情志不遂，或突遭变故，惊恐而心绪不宁。

（3）排除药物、中毒及躯体器质性病变所致。

3. 中医鉴别诊断　与郁病、痴呆相鉴别。

4. 中医辨病辨证分析　症见骂詈不避亲疏，难以自制，孤僻不群，感觉过敏，时有闷闷不乐，语声低沉，寝食不安，精力匮乏，纳寐差，舌尖红，无苔，有剥裂，脉细数，病属"狂病"范畴，辨证属火盛阴伤。七情所伤为主，肝气郁结日久，郁而化火，久则耗伤阴血，心肾失调，火扰心神，则骂詈不避亲疏，不食不眠；火郁日久，耗伤津液，必致气阴两虚，气不足则精力匮乏，时有闷闷不乐，语声低沉；阴液伤而虚火旺，心肾失调，故感觉过敏，情绪紧张，烦躁不眠；舌尖红，无苔，有剥裂，脉细数者为火盛阴伤之征。病位在心、脑，与肝、脾、肾关系密切，以心神受损为主，病性属虚实夹杂。

5. 治法方药

治法：滋阴降火，安神定志。

方药：二阴煎合定志丸。黄连 10 g，灯心草 3 g，淡竹叶 15 g，生地 30 g，麦冬 10 g，玄参 15 g，茯神 10 g，远志 10 g，酸枣仁 15 g，石菖蒲 10 g。

方解：方中黄连、灯心草、淡竹叶清心泻火；生地、麦冬、玄参滋阴养血；茯神、酸枣仁、远志安神定志；石菖蒲开窍安神。全方合而有滋阴降火，安神定志之功。临证时如痰火未清，舌红，苔黄腻，加胆南星、全瓜蒌、天竺黄以清热化痰；如心火亢盛，加朱砂安神丸；或有蓄血内结，加服大黄蟅虫丸。

病例特点及转归

本例病例特点为：① 青年女性，首次发病，以阳性症状为主，有一定的激越、兴奋，基本能配合治疗。② 主要症状为骂人不避亲疏，虽自觉不对，但无法控制自己。病中无头痛、发热、抽搐，无意识不清、肢体抽搐、言语不清、吞咽呛咳、大小便失禁等。③ 精神查体：接触被动，目光警惕，意识清晰，反应稍显迟钝，定向力正确，自知力不完整，语音低沉，感觉过敏，情绪低落、闷闷不乐，无愉快感，兴趣减退，精力减退。计算力、理解力可。综合以上，临床考虑冲动控制障碍。

入院后长嘱给予奈韦拉平 200 mg/日，氯丙咪嗪 25 mg/次，1 次/晚。1 周后不自主骂人稍能控制,1个月后无骂人行为。嘱其避免情绪激动、过度劳累,门诊定期随诊。同时行心理治疗,告知患者可尝试深呼吸,反复做深呼吸动作3次。

护理

(1) 坚持以真诚、友善的态度接纳、关心患者。帮助患者探究诱发冲动的因素,讨论这些行为给自己和他人带来的危害和痛苦,用其他方式代替冲动。

(2) 饮食宜清淡,慎食油腻,忌辛辣刺激及动火之品,忌烟酒、浓茶、咖啡,可食用百合粥、山药粥、莲子羹之类以助养阴清火。

病例 15 经前烦躁综合征

基本情况

一般情况：某女，26 岁，研究生文化，教师。

主诉：反复一过性紧张、易怒、烦躁。

现病史：患者 2 年前参加工作，后在月经开始至结束这段时间内出现精神紧张，身心不安，烦躁，遇事挑剔、易怒，微细琐事就可引起情绪冲动，乃至争吵、哭闹，不能自制的紧张，偶有无精打采，郁郁寡欢，易哭泣，伴入睡困难、头晕头痛、乳房胀痛、阴部瘙痒等，无肢体偏瘫，无二便失禁，无意识丧失及晕厥，无幻觉，无自残行为。月经结束后一切如常。近 2 年来症状反复，时重时轻。既往体健，无特殊药敏史、家族史。性格好强、敏感、多疑，人际关系尚好，工作能力强。近 2 年来月经不规则。

入院查体：体温 36.5℃，心率 80 次/分，呼吸 20 次/分，血压 130/80 mmHg。意识清晰，反应可，定向力正确，自知力不完整，语音可，感觉过敏，情绪易激动，言语反复，无幻觉、幻听，被害妄想。计算力、理解力可，远近记忆良好，智能初查无异常。暂未发现冲动攻击行为，躯体及神经系统检查未见异常。舌质暗淡，苔薄白，脉弦细。

辅助检查：血常规、超敏 C 反应蛋白、血生化、电解质、凝血功能、甲状腺功能、心脏标志物联合检测、心肌酶谱、肿瘤标志物测定等均未见明显异常。随机血糖 5.8 mmol/L。心电图检查示窦性心律，大致正常心电图。头颅 MR 未见异常。

西医诊断治疗

1. 西医诊断　经前烦躁综合征。

2. 诊断依据

（1）症状标准：精神紧张，身心不安、烦躁，遇事挑剔、易怒，微细琐事就可引起感情冲动，乃至争吵、哭闹等。

（2）程度标准：自知力尚可，社会功能未受损。

（3）时间标准：反复一过性紧张、易怒、烦躁。

（4）排除器质性精神病、精神活性物质和非成瘾性物质所致。

3. 西医鉴别诊断　需与躁狂鉴别。

躁狂症患者的情感高涨生动、有感染力，情感反应和思维内容与周围环境一致，病程具有间歇发作的特点。而经前期综合征患者多与月经来潮有关，可鉴别。

4. 西医治疗　缓解或消除躯体、心理症状，减少对个人日常生活、人际交往、生活质量的影响，并使治疗的副反应尽可能降到最小。

中医辨证施治

1. 中医诊断　脏躁（心肝火旺证）。

2. 诊断依据

（1）月事开始至结束可见情绪异常，伴入睡困难、头晕头痛、乳房胀痛、阴部瘙痒。月事结束症状明显减轻或消失。

（2）排除药物、中毒及躯体器质性病变所致。

3. 中医鉴别诊断　与郁病、痴呆相鉴别。

4. 中医辨病辨证分析　月事开始至结束可见身心不安、烦躁、遇事挑剔、易怒，微细琐事就可引起感情冲动，乃至争吵、哭闹，不能自制的紧张，偶有无精打采，郁郁寡欢，易哭泣，伴入睡困难、头晕头痛、乳房胀痛、阴部瘙痒，月事结束症状明显减轻或消失；目光闪烁，面色稍暗，寐差，舌质暗淡，苔薄白，脉弦细。病属"脏躁"范畴，辨证属心肝火旺。缘由七情所伤，加之思虑不遂，心血内亏，心神失养，故神思恍惚，心悸易惊；阳明独盛，扰乱心神，神机逆乱，故见情绪不稳,气血俱衰之征。病位在脑,与心、肝关系密切,以心神受损为主,病性属虚。

5. 治法方药

治法:甘缓和中,养心安神。

方药:甘麦大枣汤加减。浮小麦 40 g,麦冬 20 g,龟甲 8 g(烊化),甘草 12 g,酸枣仁 15 g,地骨皮 10 g,大枣 6 枚,鳖甲 20 g(先煎)。

方解:浮小麦能和肝阴之客热,而养心液,且有消烦利溲止汗之功,故以为君;甘草泻心火而和胃,故以为臣;大枣调胃,而利其上壅之燥,故以为佐。盖病本于血,心为血主,肝之子也,心火泻而土气和,则胃气下达;肺脏润,肝气调,躁止而病自除也;补脾气者,火为土之母,心得所养,则火能生土也。临证时如患者眩晕明显,可酌加钩藤、菊花以平肝息风;如瘀血明显,可加桃仁、赤芍、当归以活血化瘀;如烦躁不安,舌苔黄腻,脉滑数,可加黄芩、栀子以清热泻火;如有痰热,痰火上扰心神,则言语杂乱,骂詈不避亲疏,大便不通等,可予温胆汤合半夏、竹茹、瓜蒌加减。

病例特点及转归

本例病例特点为:① 青年女性,首次发病,以阳性症状为主,有一定的兴奋、激越,基本能配合治疗。② 主要症状为精神紧张,身心不安,烦躁,遇事挑剔、易怒,微细琐事就可引起情绪冲动,乃至争吵、哭闹,不能自制的紧张,偶有无精打采,郁郁寡欢,易哭泣,伴入睡困难、头晕头痛、乳房胀痛、阴部瘙痒等。③ 精神查体:意识清晰,反应可,定向力正确,自知力不完整。语音可,感觉过敏,情绪易激动,言语反复。无幻觉、幻听,被害妄想,计算力、理解力可,远近记忆良好,智能初查无异常。暂未发现冲动攻击行为。

入院后长嘱给予舍曲林 50 mg/日,阿普唑仑片 0.4 mg/次,1 次/晚,同时加用中药及针灸治疗。出院门诊就诊。3 月复诊时,患者诉月经期间症状明显改善。

护理

(1) 所处环境保持安静、幽雅,减少噪声。养成良好的生活规律和饮食习惯,保证充足的休息和睡眠。

（2）告知其月经的产生和经过,以及对人体的影响,促使其正确对待月经的来临,做好经期个人卫生。避免忧思郁怒,防止情志内伤。

病例 16 孕产期抑郁

基本情况

一般情况：某女，36 岁，大学文化，已婚，单位文职人员。

主诉：情绪不稳，焦虑多疑 2 个月余。

现病史：患者 2 个月前逐渐出现妊娠后情绪不稳，易生气、激动，常与人争吵，多疑，怀疑爱人有外遇，嫌弃自己，喜怒无常，不愿出门，伴有头痛、失眠、疲倦，无心上班，精力缺乏，兴趣低下，整日闷闷不乐、心事重重，无自杀及他杀倾向，无幻觉，无梦魇，无肢体乏力及发热，无意识不清，无肢体抽搐。爱人觉得情况越来越严重，遂来就诊。既往体健，无特殊药敏史、家族史。孕检无异常，孕 1 产 0。病前性格好强、敏感、多疑，人际关系尚好，工作能力强。

入院查体：体温 36.5℃，心率 80 次/分，呼吸 20 次/分，血压 130/80 mmHg。接触被动，意识清晰，反应过激，定向力正确，自知存在。感觉过敏，无愉快感，兴趣减退，无轻生念头，精力减退。无幻觉、幻听，被害妄想，计算力、理解力可，远近记忆良好，智能初查无异常。暂未发现冲动攻击行为。躯体及神经系统检查未见异常。舌质红，苔少，脉弦滑。

辅助检查：血常规、超敏 C 反应蛋白、血生化、电解质、凝血功能、甲状腺功能、心脏标志物联合检测、心肌酶谱、肿瘤标志物测定等均未见明显异常。随机血糖 5.8 mmol/L。心电图检查示窦性心律，大致正常心电图。因患者妊娠状态，无法完善影像学检查。

西医诊断治疗

1. 西医诊断　孕产期抑郁。

2. 诊断依据

(1) 症状标准：情绪不稳，易生气、激动，敏感，影响工作。

(2) 程度标准：自知力完整，社会功能稍受伤。

(3) 时间标准：情绪不稳，焦虑多疑2个月余。

(4) 排除器质性精神病、精神活性物质和非成瘾性物质所致精神障碍。

3. 西医鉴别诊断　与器质性精神障碍相鉴别。

4. 西医治疗

(1) 妊娠期发作，急性兴奋骚动的处理：① 首选氯丙嗪25～50mg，1～3次/日，肌肉注射，控制后改口服，待获最大疗效并稳定一段时间，通过约数周至10余周才开始逐渐减量，至最低维持量，持续服用。② 电休克治疗可以迅速奏效，用于药物治疗失败者。

(2) 心理治疗：为一种重要的辅助治疗，适用于康复期及慢性患者，通过提高其对疾病的认识，有助于适应病后的环境及防止复发。

中医辨证施治

1. 中医诊断　脏躁(阴虚火旺证)。

2. 诊断依据

(1) 郁病由情志不舒，气机郁滞所致，见心情抑郁、情绪不宁、胸部满闷、胁肋胀痛，或易怒易哭。

(2) 多发于青壮年女性，素日性格内向，近期情志不遂，或突遭变故，惊恐而心绪不宁。

(3) 排除药物、中毒及躯体器质性病变所致。

3. 中医鉴别诊断　与癫病相鉴别。

郁病与癫病症状表现亦有相似之处，但癫病常不能自制，沉默寡言，语无伦次，常伴有人格障碍，语无伦次等，而郁病无人格障碍等，其基本病机是髓减脑消，神机失用，或痰浊瘀血，阻闭脑脉。

4. 中医辨病辨证分析　情绪不稳,焦虑多疑,易生气、激动,常与人争吵,闷闷不乐、心事重重,面色稍暗,纳寐差,舌质红,苔少,脉弦滑,病属"脏躁"范畴,辨证属阴虚火旺。妊娠后情绪波动,思虑不遂,恼怒惊恐,心血内亏,心神失养,故神思恍惚,善悲欲哭;血少气衰,脾失健运,血不养心,故饮食量少,肢体困乏,心悸易惊,舌质红,脉弦滑。病位在脑,与肝、肾关系密切,以心神受损为主,病性属虚。

5. 治法方药

治法:益气健脾,养血安神。

方药:甘麦大枣汤。浮小麦 40 g,麦冬 20 g,龟甲 8 g(烊化),甘草 12 g,酸枣仁 15 g,地骨皮 10 g,大枣 6 枚,鳖甲 20 g(先煎)。

方解:方中用浮小麦,取其甘凉之性,补心养肝,益阴除烦,宁心安神,为君药;甘草甘平,补养心气,和中缓急,为臣药;大枣甘温质润,益气和中,润燥缓急,为佐药。全方药简法专,甘平质润,以缓益心肝,共奏养心安神,和中缓急之功。躁扰失眠者,可加酸枣仁、柏子仁、茯神等宁心安神。

病例特点及转归

本例病例特点为:① 青年女性,首次发病,以情绪不稳、焦虑、抑郁的表现为主,基本能配合治疗。② 主要症状为情绪不稳,易生气、激动,常与人争吵,多疑,常怀疑爱人有外遇,嫌弃自己,喜怒无常,不愿出门,伴有头痛、失眠、疲倦,无心上班,精力缺乏,兴趣低下,整日闷闷不乐、心事重重,无自杀及他杀倾向,二便调。③ 精神查体:躯体及神经系统检查未见异常。接触被动,目光警惕,意识清晰,反应过激,定向力正确,自知力可。感觉过敏,无愉快感,兴趣减退,无轻生念头,精力减退,无幻觉、幻听,被害妄想。综合以上,临床考虑孕产期抑郁。

入院后长嘱给予针灸治疗及心理调节治疗。1 周后,患者睡眠改善,情绪稳定,与人争吵次数减少,家庭和谐。家属和患者均要求出院,医师评估后同意出院,并嘱咐出院后的注意事项。避免情绪激动、过度劳累,门诊定期随诊。

护理

(1) 做好患者思想工作,转移注意力,可听音乐、看书等。通过与患者交流,了解导致患者忧思的主观因素和客观因素,稳定患者情绪。

（2）和患者及家属沟通,为患者提供心理支持,避免情志刺激。

（3）指导患者拇指按压肾俞、气海、关元、三阴交,每穴约 1 分钟;擦涌泉,以透热为度,每日 3～4 次,以缓解紧张情绪。

病例 17 围绝经期综合征

基本情况

一般情况： 某女，51 岁，初中文化，已婚，农民。

主诉： 心慌胸闷、思虑过度 1 年余，加重 2 个月。

现病史： 患者自诉 2 年来月经逐渐减少，近 1 年未有月经，并出现心慌胸闷、思虑过度，伴头晕头痛，恶心欲吐，心烦多汗，夜间尤甚，外阴瘙痒，纳寐差，无意识不清，无自杀倾向，无肢体抽搐，无肢体偏瘫，无晕厥等不适，曾多次在外院被诊断为"围绝经期综合征"，予药物调理（具体不详），未规律服药，症状时好时坏。现求中西医结合治疗来我院就诊，入院症见神清，精神一般，述全身乏力，时有咽痛、耳鸣，纳少，入睡困难，睡后易醒，易急躁，脾气大，焦虑易怒，家人诉患者多疑，近期体重下降 5 kg。既往体健，有蒲公英、磺胺类药物过敏史，否认食物过敏史。病前性格好，做事细心，人际关系尚好。

入院查体： 体温 36.9℃，心率 125 次/分，呼吸 20 次/分，血压 130/85 mmHg。精神状况检查：情绪焦虑，易怒，坐立不安，有自知力。躯体及神经系统检查未见异常。舌质暗淡，苔薄白，脉弦。

辅助检查： 血常规、超敏 C 反应蛋白、血生化、电解质、凝血功能、甲状腺功能、心脏标志物联合检测、心肌酶谱、肿瘤标志物测定等均未见明显异常。随机血糖 5.8 mmol/L。心电图检查示窦性心律，大致正常心电图。头颅 MR 未见异常。泌乳素 684.60 mU/L，雌二醇 75.80 pg/mL。抑郁自评提示有（重度）抑郁，焦虑自评提示有（重度）焦虑。

西医诊断治疗

1. 西医诊断　围绝经期综合征。

2. 诊断依据

(1) 症状标准：心慌胸闷、思虑过度。

(2) 程度标准：自知力存在，社会功能严重受损。

(3) 排除器质性精神病、精神活性物质和非成瘾性物质所致精神障碍。

3. 西医鉴别诊断　与器质性精神障碍、情感性障碍相鉴别。

4. 西医治疗

(1) 抗焦虑抑郁病药物的个体治疗。

(2) 予心理康复治疗及评估预后。

(3) 持续争取家庭与社会支持，提高治疗依从性，改善长期预后。

中医辨证施治

1. 中医诊断　脏躁（心肝火旺证）。

2. 诊断依据

(1) 全身不适，脾气大，持续 1 年。

(2) 既往体健，近 2 年来月事减少，近 1 年来未来月经。

(3) 排除药物、中毒及躯体器质性病变。

3. 中医鉴别诊断　与郁病、痴呆相鉴别。

4. 中医辨病辨证分析　症见心慌胸闷，思虑过度，面色稍暗，精神一般，脾气大，纳寐差，舌质暗淡，苔薄白，脉弦，病属"脏躁"范畴，辨证属心肝火旺。患者日渐年老体衰，心血内亏，心神失养，故神思恍惚；血少气衰，脾失健运，血不养心，故饮食量少；阳明独盛，扰乱心神，神机逆乱，症见情绪不稳；舌质淡，脉弦者为心脾两虚，气血俱衰之征。病位在脑，与肝、脾、肾关系密切，以心神受损为主，病性属虚。

5. 治法方药

治法：益气健脾，养血安神。

方药：养心汤加减。黄芪 30 g，茯苓 30 g，当归 30 g，川芎 30 g，炙甘草

3 g,柏子仁 8 g,酸枣仁 8 g,远志 8 g,五味子 8 g,人参 8 g。

方解:方中人参、黄芪、甘草补脾益气;当归、川芎养心血;茯苓、远志、柏子仁、酸枣仁、五味子宁心神。全方合而有益气健脾,养血安神之功。临证时如患者眩晕明显,可酌加钩藤、菊花以平肝息风;如瘀血明显,可加桃仁、赤芍、当归以活血化瘀;如果烦躁不安,舌苔黄腻,脉滑数,可加黄芩、栀子以清热泻火;如有痰热,痰火上扰心神,则言语杂乱,骂詈不避亲疏,大便不通等,可予温胆汤合半夏、竹茹、瓜蒌加减。

病例特点及转归

本例病例特点为:① 围绝经期女性,首次发病,以阳性症状为主,有一定的兴奋、激越,基本能配合治疗。② 主要症状为心慌胸闷,思虑过度,伴头晕头痛,恶心欲吐,心烦多汗,夜间尤甚,外阴瘙痒,全身乏力,纳少,入睡困难,睡后易醒,易急躁,脾气大,多疑,体重下降。③ 泌乳素 684.60 mU/L,雌二醇 75.80 pg/mL。抑郁自评提示有(重度)抑郁,焦虑自评提示有(重度)焦虑。综合以上,临床考虑围绝经期综合征。

入院后给予心理治疗,长嘱给予氟哌噻吨美利曲辛片早、中各 1 粒,并加用盐酸帕罗西汀片并联合中药内服、针灸等治疗。患者睡眠改善,次日晨起未诉不适。1 周后,睡眠改善,每晚能安静入睡 7～8 小时,情绪稳定,全身不适明显减轻。

护理

(1) 所处环境宜安静、幽雅,减少噪声。指导患者养成良好的生活规律和饮食习惯,保证充足的休息和睡眠。适当参加体力劳动及体育活动,以增强体质。

(2) 告知其绝经发生的原因和经过,以及对人体的影响,促使其正确对待绝经期的来临,做好绝经期个人卫生。

(3) 饮食上予养血安神之品,如红枣桂圆汤、莲子汤、桂圆人参蜜、大麦粥、龙眼肉粥等。

病例 18 神经梅毒所致精神障碍

基本情况

一般情况：某男,48岁,初中文化,已婚,司机。

主诉：缓起失眠、行为异常3年,加重2个月。

现病史：患者3年前劳累后逐渐出现入睡困难、多梦,当时未予重视,2个月后病情逐渐加重,并出现疑心重,经常性怀疑身边的人说自己的坏话,脾气变大,经常无缘无故生气,性格变得孤僻,行为怪异,逐渐变得不讲究个人卫生,不修边幅。次年元旦由家属送至当地医院就诊,诊断为"精神分裂症",予利培酮(最大剂量4 mg/日)治疗,入睡困难症状有所改善。但疑心重未减,经常有有人要害他的想法,不爱出门,孤僻懒散,偶有胡言乱语。2个月前患者出现记忆力减退,转身就忘事,做事丢三落四,家属感觉患者对简单的事情理解也费力,脾气更加暴躁,严重时打骂亲人,行为更加怪异,随地大小便。自发病以来,饮食可,二便正常,睡眠差,体重无明显增减。家人为求进一步诊疗将患者送至我院要求住院。既往体健,无特殊药敏史、家族史。平素性格温和,人际关系好。

入院查体：体温36.5℃,心率82次/分,呼吸20次/分,血压134/82 mmHg。精神检查：患者步行入室,衣着尚整洁,貌龄相符,交谈接触尚合作。意识清晰,时间、地点及人物定向基本正确。知道大概时间、位置,能正确辨别陪同人员及医护人员。否认感觉障碍及错觉,无感知综合障碍,否认有幻觉。有被害、夸大妄想,认为自己是很重要的人物,有特工监视他、会害他,但具体是什么大人物无法说清。记忆力减退,近记忆力下降损害更加突出,不能回忆早餐进食具体品种,不能回忆刚经历的事情,远期记忆力尚可,能回答自己的出生年月,回答结婚时间。智力检测配合,对个位数加减法能完成,能够准确计算 7+6=13,但 100-7 连续计算缓慢且多次出错。理解判断和抽象概括能力下降,不能说出火车和自行车的共同点和不同点,不能理解"八面埋伏""身在曹营,心在汉"的含义。一般常识粗测尚可,知道常见节日的时间,注意力粗测未见明显异常。情感反应不协调,有时独自发笑,表情愉悦,但情感变化快,易激惹,不时对陪伴的妻子发脾气。意志力下降,对生活无所谓,不关心亲人,认为自己无病,不需要住院治疗。躯体及神经系统检查未见异常。舌质暗淡,苔白腻。脉弦滑。

辅助检查:血常规、超敏 C 反应蛋白、血生化、凝血功能、甲状腺功能、肿瘤标志物测定等均未见明显异常。随机血糖 5.2 mmol/L。HIV 初筛测验阴性,血液梅毒全套结果提示梅毒特异性抗体(+),梅毒初筛滴度(+)(1:4)。脑脊液检查:无色透明。细胞总数 $46×10^6$/L,潘氏试验(+),其余检测未见异常。生化未见异常。脑脊液梅毒检查提示:梅毒特异性抗体(+)。心电图检查示窦性心律,大致正常心电图。头颅 MR 平扫+增强未见异常。脑电图提示轻度异常脑电地形图。WAIS 智力测验得分 56 分。

西医诊断治疗

1. 西医诊断　神经梅毒所致精神障碍。

2. 诊断依据

(1)症状标准:反复出现言语性幻听,被害妄想,情感淡漠,怪异行为,有明显的意志减退或缺乏。

(2)程度标准:自知力不完整,社会功能严重受损。

(3)时间标准:自语自笑、行为异常 3 年。

(4)排除精神活性物质和非成瘾性物质所致精神障碍。

3. 西医鉴别诊断

(1)血管性痴呆:血管性痴呆患者有个性改变及智能下降,同时常有一过性脑缺血发作的症状,如短暂性晕厥、视力模糊、肌力肌张力改变,有脑血管病的相关危险因素,如高血压、高血脂、糖尿病等,病程往往具有波动性或阶梯性恶化,头部影像学检查存在脑血管病缺血的证据,其脑脊液和血液检查无特征性改变,可与本例进行鉴别。

（2）精神分裂症：患者存在如夸大妄想和被害妄想等精神分裂症的常见症状，但精神分裂症患者一般无明显的智能损害，血液和脑脊液检查一般也正常。本病例有明确的个性改变、记忆力障碍和智能损害，而且血液和脑脊液的梅毒抗体均为阳性，这些特点可排除精神分裂症的诊断。

4. 西医治疗

（1）驱梅治疗，及时、足量、足疗程。

（2）抗精神病药物的个体治疗，处理可能出现的不良反应，如锥体外系不良反应。

（3）自知力逐步恢复后，可以予心理康复治疗及评估预后。

（4）持续争取家庭与社会支持，提高治疗依从性，改善长期预后。

中医辨证施治

1. 中医诊断　不寐（心脾两虚证）。

2. 诊断依据

（1）入睡困难，多梦。

（2）多发于青壮年，素日性格内向，近期情志不遂。

（3）排除药物、中毒及躯体器质性病变所致。

3. 中医鉴别诊断

（1）少寐：少寐是指睡眠时间较少，但精神不减，无其他不适感觉者，不应视为病态。老年人夜间醒后不能再睡，多属于正常现象。

（2）短暂性不寐：因一时情志影响，或生活环境改变，引起暂时性不寐亦不属于病态。

4. 中医辨病辨证分析　症见失眠，多疑，行为异常，记忆力下降，舌质淡，苔薄白，脉细弱，病属"不寐"范畴，辨证属心脾两虚。因思虑不遂，心血内亏，心神失养，故入睡困难，多梦；血少气衰，脾失健运，血不养心，故多疑、行为异常；血不养脑，则清窍失养，故记忆力下降；舌质暗淡，苔白腻，脉弦滑为心脾两虚，气血俱衰之征。病位在脑，与肝、脾、肾关系密切，以心神受损为主，病性属虚。

5. 治法方药

治法：补养心脾，益气补血。

方药：归脾汤加减。黄芪 30 g，茯苓 30 g，当归 30 g，龙眼肉 10 g，炙甘草 3 g,柏子仁 8 g,酸枣仁 8 g,远志 8 g,五味子 8 g,党参 15 g,肉桂 3 g。

方解:方中党参、黄芪、甘草补脾益气;当归、龙眼肉养心血;茯苓、远志、柏子仁、酸枣仁、五味子宁心神;更有肉桂引药入心,以奏养心安神之功。全方合而有益气健脾,养血安神之功。临证时如患者入睡困难明显,可酌加生龙骨、生牡蛎以镇静安神;如瘀血明显,可加桃仁、赤芍以活血化瘀;如有痰热,痰火上扰心神,则言语杂乱,骂詈不避亲疏,大便不通等,可予温胆汤合半夏、竹茹、瓜蒌加减。

病例特点及转归

本例病例特点为:① 中年男性,缓慢起病,病前无明显诱因,无精神疾病家族史。② 主要症状为精神病性障碍(夸大、被害妄想)、情感反应异常(情感反应欠协调,易激惹)。此外,患者存在明显的个性改变,以及智能的改变(记忆力、理解判断和抽象概括能力的下降)。③ 梅毒特异性抗体(+),梅毒初筛滴度(+)(1∶4),潘氏试验(+)。综合以上,临床考虑神经梅毒所致精神障碍。

入院后予青霉素及苄星青霉素皮试为阴性后,给予静滴青霉素 2 000 万 U,每日 1 次,共 14 日。出院后继续给予肌注苄星青霉素 240 万 U,每周 1 次,一共进行 3 周治疗。予口服奥氮平控制精神症状,最高剂量 20 mg/日,予脑蛋白水解物等药物促进脑细胞代谢,同时加强营养。经过 3 周住院治疗后,患者症状好转出院,剩余 3 次苄星青霉素 240 万 U 肌注,叮嘱患者皮肤科门诊完成。

护理

(1)帮助患者建立安全感,定时检查病房设施,确保病房内无危险物品,防止患者出现意外。护士进行各项护理操作时,尽量一次性完成,避免反复刺激患者。

(2)给患者随身携带身份识别卡,患者需要外出,必须有人陪同,防止走失。

(3)协助、指导患者料理生活。饮食宜健脾养心,益气生血,可多食莲子、山药、黄芪粥等。

病例 19　阿尔茨海默病所致精神障碍

基本情况

一般情况：某男，76 岁，中学文化，已婚，退休干部。

主诉：记忆力逐渐下降 3 年，加重伴精神行为异常 1 个月。

现病史：家属代诉，近 3 年来，患者记忆力逐渐下降，丢三落四，做菜容易漏放盐或者多放盐，出门容易丢东西。性格变得孤僻，夜间睡眠困难。无肢体偏瘫偏麻，无行走不稳，无言语不利等。未系统诊疗，病情逐渐加重。曾有外出迷路情况。近月余症状加重，并出现自言自语，视幻觉，总说看到死去的亲人，或者看到蛇爬等奇异现象。怀疑他人偷窃自己财物，容易被激怒。今日到我院门诊，拟"老年性痴呆"收住入院。病中无头痛、发热、体重下降及偏瘫、失语、抽搐史。有高血压病史，日常服药硝苯地平缓释片，血压控制良好。

入院查体：体温 36.7℃，心率 82 次/分，呼吸 20 次/分，血压 145/90 mmHg。心、肺、腹及神经系统检查未见异常。精神状况检查：表情较淡漠，反应迟钝，时间、地点定向稍差，自知力不完整，语音低，近期记忆力下降，远近记忆尚可，计算力、理解力差，有幻觉、幻听。暂未发现冲动攻击行为。

辅助检查：血、尿、大便常规未见异常。血钾 3.3 mmol/L，总胆固醇 7.7 mmol/L，甘油三酯 2.7 mmol/L，低密度脂蛋白 5.2 mmol/L。凝血功能、甲状腺功能、心脏标志物联合检测、心肌酶谱、肿瘤标志物测定等均未见明显异常。随机血糖 5.8 mmol/L。心电图检查示窦性心律，大致正常心电图。头颅 MR 示脑萎缩，以内侧颞叶萎缩为主，左侧放射冠软化灶，侧脑室角缺血灶，中度异常脑电图。

西医诊断治疗

1. 西医诊断　阿尔茨海默病所致精神障碍。

2. 诊断依据

(1) 症状标准：符合《中国精神障碍分类与诊断标准》第 3 版(CCMD-3)和《国际疾病分类》第 10 版(ICD-10)阿尔茨海默病诊断标准。伴有精神行为障碍，简明精神病量表(BPRS)总分＞35 分，简易智力症状评定量表(MMSE)＜24 分。

(2) 程度标准：幻觉、妄想严重，生活不能自理。

(3) 时间标准：病史 1 年以上，精神、行为异常 1 个月以上。

(4) 排除原发性精神分裂症或药物所致精神障碍等其他疾病。

3. 西医鉴别诊断

(1) 药物或精神活性物质所致精神障碍：某些精神活性物质(如兴奋剂、酒精、阿片类等)及治疗药物(如激素类、抗帕金森病药等)的使用可导致精神症状的出现。鉴别时考虑：有确定的用药史，精神症状的出现与药物使用在时间上密切相关，用药前患者精神状况正常，症状表现符合不同种类药物所致(如有意识障碍、幻视等)的特点。

(2) 情感性障碍：急性起病且表现为兴奋话多的精神分裂症患者需与躁狂鉴别。躁狂症患者的情感感受高涨生动、有感染力，情感反应和思维内容与周围环境一致，病程具有间歇发作的特点。而精神分裂症患者虽然言语动作增多，但情感不是高涨，而是与环境不协调，无感染力。表现为木僵的精神分裂症患者需与抑郁症鉴别，抑郁症患者的精神运动抑制也可达亚木僵甚至木僵的程度，但情感是低落而不是淡漠，话虽少但切题，且会流露忧伤的情绪。

4. 西医治疗

(1) 抗精神病药物治疗，处理可能出现的不良反应，如锥体外系不良反应。

(2) 加强日常护理，防走失，防自伤或伤害他人。

(3) 控制血压、血脂，改善智能，注意饮食营养，预防各种并发症，改善生存质量。

(4) 风险评估，包括人身安全风险如暴力攻击、自杀自伤、逃跑走失、受到他人伤害等，对高风险患者应及时采取相应措施，并告知监护人。

中医辨证施治

1. 中医诊断　狂病(痰结血瘀证)。

2. 诊断依据

(1) 老年男性,首次发病,以进行性记忆力下降3年,加重伴精神行为异常为主。

(2) 记忆力逐渐下降,夜间睡眠困难,曾有外出迷路情况,自言自语,视幻觉。

(3) 排除药物、中毒所致。

3. 中医鉴别诊断　与郁病、癫病相鉴别。

(1) 郁病:郁病由情志不舒,气机郁滞所致,以心情抑郁、情绪不宁、胸部满闷、胁肋胀痛,或易怒易哭,或咽中如有异物梗塞等症为主要临床表现。

(2) 癫病:该病以静而多喜为主,表现为精神抑郁、表情淡漠、沉默痴呆、语无伦次,或喃喃自语等,而狂病则表现为狂躁不安,胡言乱语,容易动怒。

4. 中医辨病辨证分析　症见记忆力下降,性格孤僻,睡眠困难,自言自语,视幻觉,容易被激怒,舌质暗淡,苔白腻,脉弦滑,病属"狂病"范畴,辨证属痰结血瘀证。患者年老体衰,脾肾不足,痰湿内生,痰湿夹瘀血,久而化热,痰热内扰心神,阻闭脑窍,发为狂病。舌质暗淡,舌苔白腻,脉弦滑为脾肾不足,痰结血瘀之征。病位在脑,与肝、脾、肾关系密切,以心神受损为主,病性属本虚标实。

5. 治法方药

治法:豁痰化瘀开窍。

方药:癫狂梦醒汤加减。桃仁10 g,赤芍10 g,柴胡10 g,香附10 g,甘草5 g,青皮10 g,陈皮10 g,法半夏8 g,苏子10 g,桑白皮10 g,大腹皮10 g,木通10 g,党参10 g,淮山药10 g,石菖蒲10 g。

方解:方以桃仁、赤芍活血化瘀;柴胡、香附、青皮疏肝理气,气行则血行;陈皮、半夏燥湿化痰;苏子、桑白皮、大腹皮降气化痰宽中;木通降心火,清肺热,通利九窍血脉关节;党参、淮山药补脾益气,石菖蒲开窍,甘草调和诸药。诸药相合共奏豁痰化瘀利窍之功。若痰涎、瘀血较盛者,可加服白金丸,以白矾消痰涎,郁金行气解郁,凉血破瘀;若头痛明显者,加川芎、延胡索活血化瘀,通络止痛。

病例特点及转归

本例病例特点为：① 老年男性，首次发病，以记忆力逐渐下降伴精神行为异常为主。② 主要症状为记忆力下降，丢三落四，性格变得孤僻，夜间睡眠困难。曾有外出迷路情况，并出现自言自语，视幻觉，怀疑他人偷窃自己财物，容易被激怒。③ 有高血压病史，日常服药硝苯地平缓释片，血压控制良好。④ 精神查体：表情较淡漠，反应迟钝，时间、地点定向稍差，自知力不完整，语音低，近期记忆力下降，远近记忆尚可，计算力、理解力差，未发现冲动攻击行为。⑤ 辅助检查头颅 MR 示脑萎缩，以内侧颞叶萎缩为主，左侧放射冠软化灶，侧脑室角缺血灶。血钾 3.3 mmol/L，总胆固醇 7.7 mmol/L，甘油三酯 2.7 mmol/L，低密度脂蛋白 5.2 mmol/L。综合以上，临床考虑阿尔茨海默病所致精神障碍。

长嘱给予奥氮平 5 mg/次，1 次/晚；多奈哌齐 5 mg/次，1 次/日；氨氯地平 5 mg/次，1 次/日；阿托伐他汀钙片 20 mg/次，1 次/晚。如白日精神症状明显，改为奥氮平 5 mg，早、晚服用。1 周后，患者睡眠改善，情绪稳定，精神症状减少、减轻。生命体征正常，饮食及大小便正常，未见其他明显药物不良反应。家属和患者均要求出院，医师评估后同意出院，并嘱咐出院后的注意事项。坚持服用奥氮平片，定期复查血脂血糖，避免情绪激动、过度劳累，门诊定期随诊。

护理

（1）病房环境应简单舒适，做好安全护理措施，严加照看，佩戴手腕带，控制患者单独外出活动，外出活动必须由陪护人员跟随，情绪不稳者暂时约束，防坠床、跌倒、自伤或伤人。

（2）严格遵守抗精神病药物的用药原则，密切观察患者的用药效果，发现抗精神病药物的不良反应立即报告医生，及时停药或换其他药物，以防药物中毒。

（3）积极防治导致痴呆的各种危险因素，如不良的生活方式和饮食习惯、情绪抑郁、环境污染等，预防或减缓痴呆的发生。

病例 20 〉〉 脑肿瘤所致精神障碍

基本情况

一般情况：某女,59 岁,大学文化,已婚,单位文职人员。

主诉：缓起头痛,记忆力下降,烦躁不安半年。

现病史：近半年来,患者逐渐出现头痛,呈胀痛,持续存在,阵发性加重。伴有明显记忆力下降,烦躁不安,情绪低落,少气懒言,食欲不振,夜间睡眠困难。无发热,无肢体偏瘫,无肢体抽搐,二便失禁。曾到当地医院就诊,行头颅 CT 检查未见明显异常。服用药物未能好转,具体药物不详。半年来,症状持续存在,并逐渐加重。近日头痛加重,伴有恶心欲吐。为求进一步诊断与治疗,收住入我科。病后体重下降明显,半年体重减轻 10 kg。病中无头痛、发热及抽搐史。

入院查体：体温 36.7℃,心率 83 次/分,呼吸 20 次/分,血压 135/80 mmHg。精神科查体：精神烦躁,反应稍显迟钝,定向力正确,计算力、理解力稍差。情绪低落、易怒,无愉快感,兴趣减退,精力减退。暂未发现冲动攻击行为。躯体及神经系统检查未见异常。

辅助检查：血、尿、大便常规未见异常。血钾 3.3 mmol/L,总胆固醇 6.7 mmol/L,甘油三酯 2.1 mmol/L,低密度脂蛋白 4.5 mmol/L。凝血功能、甲状腺功能、心脏标志物联合检测、心肌酶谱、肿瘤标志物测定等均未见明显异常。随机血糖 5.9 mmol/L。心电图检查示窦性心律,大致正常心电图。头颅 MR 示左额、颞叶的弥漫型星形细胞瘤,肿瘤占位效应明显。重度异常脑电图。

西医诊断治疗

1. 西医诊断　脑肿瘤所致精神障碍。

2. 诊断依据

(1) 症状标准：头痛,呈胀痛,持续存在,阵发性加重,伴有明显记忆力下降,食欲不振,夜间睡眠困难,恶心欲吐,消瘦。

(2) 程度标准：意识障碍,甚至昏迷。

(3) 临床疑有脑瘤时可选择 CT、MRI 等检查,必要时可进行腰穿、活检等特殊检查。

(4) 排除原发性精神病、精神活性物质和非成瘾性物质所致精神障碍。

3. 西医鉴别诊断

(1) 卒中后精神障碍：脑卒中患者也有可能引起精神症状,多伴有意识障碍、智能障碍或记忆障碍,同时可伴有躯体症状或神经系统阳性体征,发病为突然发病或急性发病,有高血压病、糖尿病等基础疾病,结合实验检查的阳性发现,鉴别诊断一般不难。

(2) 与情感性障碍相鉴别。

4. 西医治疗

(1) 抗精神病药物治疗,处理可能出现的不良反应,如锥体外系不良反应。

(2) 控制颅内压,出现意识迟钝或天幕裂孔疝的迹象时,必须进行应急治疗。

(3) 脑外科会诊与治疗。

(4) 针对脑肿瘤的治疗。

中医辨证施治

1. 中医诊断　郁病(血行郁滞证)。

2. 诊断依据

(1) 主要症状为头痛,呈胀痛,持续存在,阵发性加重,伴有明显记忆力下降,烦躁不安,情绪低落,少气懒言,食欲不振,睡眠困难,恶心欲吐,消瘦。

(2) 排除药物、中毒及躯体器质性病变所致。

3. 中医鉴别诊断

（1）噎膈：郁病中的梅核气应当与噎膈相鉴别。梅核气的诊断要点如上所述，噎膈多见于中老年人，男性居多，梗塞的感觉主要在胸骨后的部位，吞咽困难的程度日渐加重，食管检查常有异常发现。

（2）癫病：郁病中的脏躁一证，需与癫病相鉴别。脏躁多发于青中年妇女，在精神因素的刺激下呈间歇性发作，发作时症状轻重常受暗示影响，在不发作时可如常人。而癫病则多发于青壮年，男女发病率无显著差别，病程迁延，心神失常的症状极少，且可自行缓解。

4. 中医辨病辨证分析　症见头胀痛，记忆力下降，烦躁不安，情绪低落，少气懒言，食欲不振，睡眠困难，恶心欲吐，消瘦，舌质暗淡，苔白，脉弦，病属"郁病"范畴，辨证属血行郁滞证。七情所伤为主，肝气郁结，气机不畅，血气不行，瘀血闭阻经脉，发为郁病。郁病日久，心血内亏，心神失养，故记忆力下降，少气懒言，夜寐不安；舌质暗淡，苔白，脉弦为血行郁滞证之征。病位在脑，与肝、脾、肾关系密切，以心神受损为主，病性属虚实夹杂。

5. 治法方药

治法：活血化瘀，理气解郁。

方药：血府逐瘀汤加减。桃仁 10 g，红花 10 g，赤芍 10 g，川芎 8 g，牛膝 12 g，生地 10 g，当归 10 g，桔梗 10 g，枳壳 10 g，柴胡 10 g，甘草 6 g。

方解：方中桃仁破血行滞而润燥，红花活血祛瘀以止痛，共为君药。赤芍、川芎助君药活血祛瘀；牛膝活血通经，祛瘀止痛，引血下行，共为臣药。生地、当归养血益阴，清热活血；桔梗、枳壳一升一降，宽胸行气；柴胡疏肝解郁，升达清阳，与桔梗、枳壳同用，尤善理气行滞，使气行则血行，以上均为佐药。桔梗并能载药上行，兼有使药之用；甘草调和诸药，亦为使药。合而用之，使血活瘀化气行，则诸症可愈，为治胸中血瘀证之良方。临证时如患者眩晕明显，可酌加钩藤、菊花以平肝息风；如瘀血明显，可加桃仁、赤芍、当归以活血化瘀；如烦躁不安，舌苔黄腻，脉滑数，可加黄芩、栀子以清热泻火；如有痰热，痰火上扰心神，则言语杂乱，骂詈不避亲疏，大便不通等，可予温胆汤合半夏、竹茹、瓜蒌加减。

病例特点及转归

本例病例特点为：① 中年女性，首次发病，以头痛，记忆力下降，烦躁不安为主。② 主要症状为头痛,呈胀痛,持续存在,阵发性加重,伴有明显记忆力下降,烦躁不安,情绪低落,少气懒言,食欲不振,夜间睡眠困难,恶心欲吐,消瘦。③ 意识清晰,反应稍显迟钝,定向力正确,计算力、理解力稍差,近期记忆受损,远期记忆尚可,语音低,少气懒言,情绪低落、闷闷不乐,无愉快感,兴趣减退,精力减退。④ 血钾 3.3 mmol/L,总胆固醇 6.7 mmol/L,甘油三酯 2.1 mmol/L,低密度脂蛋白 4.5 mmol/L,随机血糖 5.9 mmol/L。头颅 MR 示左额、颞叶的弥漫型星形细胞瘤,肿瘤占位效应明显。重度异常脑电图。综合以上,临床考虑脑肿瘤所致精神障碍。

临时给予 20% 甘露醇的快速静脉滴注,间隔 8 小时用药一次,控制颅内高压。奥氮平 5 mg/次,1 次/晚,改善睡眠和精神症状。请脑外科会诊后转科继续治疗。

护理

（1）遵医嘱给予脱水降颅压的药物,确保输液速度合理,防止药液外渗。

（2）指导患者进食疏肝理气解郁之品,如白萝卜、山药、冬瓜、茯苓饼等。

（3）避免情志刺激,平时可用安慰性语言进行劝解,必要时可运用适当的语言和行为暗示来增加疗效。

病例 21 卒中后抑郁

基本情况

一般情况：某女，66 岁，中学文化，已婚，退休干部。

主诉：言语不利、失眠，伴情绪低落半年余。

现病史：患者于 2018 年 6 月 13 日"突发言语不利"在外院住院治疗，当时无明显偏瘫偏麻，诊断为"急性脑梗死"，经治疗近 1 个月后言语不利有所改善，但逐步出现入睡困难，易惊醒，早醒，情绪低落，易哭泣，烦躁，担心身体状况更差，做事情无乐趣，注意力不易集中，记忆力差，食欲差。无自杀观念及行为，无情绪异常高涨，无幻觉妄想，无肢体偏瘫。曾到外院门诊就诊，拟诊为"睡眠障碍"，反复服用阿普唑仑等药，效果不佳。为求进一步治疗，收住入院。高脂血症病史 10 年，2 型糖尿病病史 2 个月，已绝经。

入院查体：体温 36.3℃，心率 83 次/分，呼吸 21 次/分，血压 130/80 mmHg。神经系统检查见言语不利，伸舌居中，四肢肌力大致正常，双侧膝腱反射（＋＋），右侧巴宾斯基征（＋）。精神科查体：意识清楚，时间、人物、地点定向准确，接触交谈可，语速慢，反应迟钝，无错觉、幻觉，思维正常，行为得体，与环境协调。注意力不集中，记忆力减退，计算力正常，情绪低落，流泪，紧张担忧，存在消极观念，自知力基本完整。

辅助检查：血常规、超敏 C 反应蛋白、血生化、电解质、凝血功能、甲状腺功能、心脏标志物联合检测、心肌酶谱、肿瘤标志物测定等均未见明显异常。空腹血糖 8.8 mmol/L，糖化血红蛋白 7.6 mmol/L。心电图检查示窦性心律，大致正常心电图。头颅 MR 示双侧脑室旁、半卵圆中心、颞枕叶、额、顶叶皮层下多发腔隙性脑梗死。中度异常脑电图。

西医诊断治疗

1. **西医诊断**　卒中后抑郁。

2. **诊断依据**

(1) 症状标准：言语不利，失眠，情绪低落，烦躁，担心身体状况更差，做事情无乐趣，注意力不易集中，记忆力差，食欲差等。

(2) 程度标准：自知力不完整，社会功能严重受损。

(3) 时间标准：符合症状标准和程度标准至少持续 1 周。

(4) 排除精神活性物质和非成瘾性物质所致精神障碍。

3. **西医鉴别诊断**

(1) 情感性障碍：急性起病且表现为兴奋话多的精神分裂症患者需与躁狂鉴别。躁狂症患者的情感感受高涨生动、有感染力，情感反应和思维内容与周围环境一致，病程具有间歇发作的特点。而精神分裂症患者虽然言语动作增多，但情感不是高涨，而是与环境不协调，无感染力。表现为木僵的精神分裂症患者需与抑郁症鉴别，抑郁症患者的精神运动抑制也可达亚木僵甚至木僵的程度，但情感是低落而不是淡漠，话虽少但切题，且会流露忧伤的情绪。本病通常无神经系统损害定位症状与体征，如巴宾斯基征。而卒中后抑郁可有肢体偏瘫、言语不利、巴宾斯基征阳性等表现。

(2) 药源性抑郁：许多类药物，如降压药、抗癫痫药、抗癌药物、抗帕金森病药物、抗精神分裂症药物、抗溃疡药物等均可导致患者出现抑郁情绪或抑郁综合征。在鉴别中应注意：① 患者的用药历史。② 所用药物的性质、特点及副作用。③ 药物的使用和抑郁症状出现之间的关系。本例患者明确有脑血管疾病症状与体征，而无服用上述药物的病史。

4. **西医治疗**　应综合运用药物治疗、心理治疗和康复训练等多种治疗手段。治疗中应充分遵循个体化治疗的原则。

(1) 抗抑郁治疗，注意不良反应。

(2) 脑卒中的基础治疗。

(3) 自知力逐步恢复后，可以予心理康复治疗及评估预后。

(4) 持续争取家庭与社会支持，提高治疗依从性，改善长期预后。

(5) 风险评估，包括人身安全风险如暴力攻击、自杀自伤、逃跑走失、受到他人伤害等;对高风险患者应及时采取相应措施,并告知监护人。

中医辨证施治

1. 中医诊断　郁病(肝气郁结证)。

2. 诊断依据

(1) 言语不利,失眠,情绪低落,注意力不易集中,记忆力差,食欲差等。

(2) 高脂血症病史 10 年,2 型糖尿病病史 2 个月。

(3) 排除药物、中毒及躯体器质性病变所致。

3. 中医鉴别诊断　与郁病、痴呆相鉴别。

4. 中医辨病辨证分析　症见言语不利,失眠伴情绪低落,舌质淡,苔白,脉弦,病属"郁病"范畴,辨证属肝气郁结证。身患中风,疾病困扰,忧思过度,肝气郁结,故情绪低落,易哭泣,烦躁,担心身体状况更差,做事情无乐趣,注意力不易集中,记忆力差;肝气犯胃,则食欲差;肝胃不和,胃不和则卧不安,故入睡困难,易惊醒,早醒;舌质淡,苔白,脉弦为肝气郁结之征。病位在心,与肝、脾关系密切,病性属虚实夹杂。

5. 治法方药

治法:疏肝行气,宁心安神。

方药:柴胡疏肝散加味。柴胡 20 g,川芎 10 g,枳壳 10 g,白芍 10 g,甘草 5 g,陈皮 10 g,香附 10 g,夜交藤 10 g,茯苓 10 g。

方解:方中以柴胡疏肝解郁,用以为君;香附理气疏肝而止痛,川芎活血行气以止痛,二药相合,助柴胡以解肝经之郁滞,并增行气活血止痛之效,共为臣药;陈皮、枳壳理气行滞,芍药、甘草养血柔肝,缓急止痛,均为佐药;甘草调和诸药,为使药;加夜交藤、茯苓宁心安神。诸药相合,共奏疏肝行气,活血止痛,宁心安神之功。如心肝火旺,可酌加栀子、菊花;如烦躁不安,舌苔黄腻,脉滑数,可加黄芩、栀子以清热泻火。

病例特点及转归

本例病例特点为:① 老年女性,首次发病,基本能配合治疗。② 主要症状为言语不利,失眠,入睡困难,易惊醒,早醒,情绪低落,易哭泣,烦躁,担心身体状况更差,做事情无乐趣,注意力不易集中,记忆力差,食欲差等。③ 高脂血症病史 10 年,2 型糖尿病病史 2 个月。④ 意识清楚,语速慢,反应迟钝。注意力不集中,记忆力减退,情绪低落,流泪,紧张担忧,存在消极观念,自知力基本完整。⑤ 空腹血糖 8.8 mmol/L,糖化血红蛋白 7.6 mmol/L。头颅 MR 示双侧脑室旁、半卵圆中心、颞枕叶、额、顶叶皮层下多发腔隙性脑梗死。中度异常脑电图。综合以上,临床考虑卒中后抑郁。

长嘱给予氟西汀 20 mg/次,1 次/日;奥氮平 5 mg/次,1 次/晚;阿司匹林肠溶片 100 mg/次,1 次/日;阿托伐他汀钙 20 mg/次,1 次/晚。1 周后,患者睡眠改善,情绪稳定。生命体征正常,饮食及大小便正常,未见其他明显药物不良反应。在系统药物治疗的同时配合自知力恢复训练,加强心理-社会干预。住院 10 日,家属和患者均要求出院,医师评估后同意出院,并嘱咐出院后的注意事项。避免情绪激动、过度劳累,门诊定期随诊。

护理

(1) 提供安全舒适的环境,加强监护,注意患者情绪变化,提高警惕,防止自伤行为发生。

(2) 根据患者对脑卒中的认知及心理感受,告知患者有关脑卒中的病因、诊治及预后,制定个体化护理方案。

(3) 指导患者家属关心患者,提供心理支持。

病例 22 　颅脑损伤所致精神障碍

基本情况

一般情况：某男，47 岁，初中文化，已婚，工人。

主诉：颅脑外伤 4 个月余，言行异常、人格改变 16 日。

现病史：患者于 4 个月前不慎从高处坠落，当时为头枕部着地，出现昏迷，呼之不应，头枕部、右踝部流血。无四肢抽搐，无二便失禁，路人发现送至当地医院就诊，诊断为"左额叶脑挫裂伤，蛛网膜下腔出血，头顶部头皮挫裂伤"，住院期间予预防感染、止血、消除脑水肿、防治破伤风、预防癫痫、抑酸护胃及补液营养支持等对症治疗，经治疗患者逐步恢复意识后出院。近 16 日来患者出现语言重复，言语混乱，不知所云，对语言的理解及运用能力差，同时精神差，记忆力减退，情绪容易激动、亢奋，容易被激怒，性格变得暴躁，言行举止粗鲁、不分场合，遂来就诊。起病以来进食差，失眠，日常生活需人协助照料，二便正常。

入院查体：体温 36.5℃，心率 86 次/分，呼吸 21 次/分，血压 125/65 mmHg。精神状态查体：意识清晰，精神差，检查欠合作，反应慢，语速慢，吐字不清，言语少，重复刻板，对答欠切题，自知力缺乏，否认幻觉、错觉，定向力减退，注意力减退，记忆力减退，以近记忆力减退为主，智力粗测较差，计算力、理解力、概括能力下降，情绪不稳定，时有冲动吵架。躯体及神经系统检查未见异常。舌质暗淡，苔薄白，脉弦涩。

辅助检查：白细胞计数 12.6×10^9/L，中性粒细胞百分比 90.9%，淋巴细胞百分比 5.3%，中性粒细胞绝对值 11.5×10^9/L；纤维蛋白原 1.93 g/L，D-二聚体 2.92 mg/L；电解质：钾 3.79 mmol/L，氯 112 mmol/L，钠 150 mmol/L，钙 2.02 Mmol/L；肝功能：总蛋白 60.5 g/L，白蛋白 36.7 g/L；尿常规、肾功能、

心肌酶全套测定、糖化血红蛋白、肿瘤五项未见明显异常。常规心电图示窦性心律,属正常范围心电图。头颅 CT 示左额叶脑挫裂伤伴两侧额叶区蛛网膜下腔出血可能,比较前片,左额叶大脑镰旁脑实质及两侧额叶脑沟高密度影较前已吸收,顶部软组织肿胀范围较前缩小,右顶部皮肤高密度影。简明精神状态检查量表评分 15 分,蒙特利尔认知评估量表评分 11 分。

西医诊断治疗

1. 西医诊断　颅脑损伤所致精神障碍。

2. 诊断依据

(1) 高处坠落导致脑挫裂伤后发病,有明确颅脑外伤病史、昏迷史,因外伤后起病。

(2) 精神障碍表现以言行异常及人格改变为主要症状:语言重复,言语混乱,不知所云,对语言的理解及运用能力差,记忆力减退,情绪容易激动、亢奋,容易被激怒,性格变暴躁,言行举止粗鲁、不分场合。

(3) 排除精神活性物质、非成瘾性物质等所致精神障碍。

3. 西医鉴别诊断

(1) 非脑外伤性精神障碍:颅脑外伤可能会诱发功能性精神障碍,颅脑外伤所致的精神障碍有明确的脑外伤史,颅脑损伤以中、重度为主,常有昏迷,精神障碍出现的时间与脑外伤有直接关系,而非脑外伤性精神障碍无颅脑外伤史,可鉴别。

(2) 精神分裂症:精神分裂症多在青壮年起病,临床表现为复杂多样综合征及精神活动的不协调,包括感知、思维、情感、行为等多方面的障碍,是一组病因未明的重性精神病,病程迁延反复,一般意识清楚,但部分患者在疾病过程中会出现认知功能损害,一般影像学检查无异常。

4. 西医治疗

(1) 早期的药物治疗:针对中、重度颅脑损伤患者,早期可适当地应用抗精神病药物,而不是等症状明显时才进行抗精神病药治疗。

(2) 高压氧治疗:高压氧对治疗颅脑损伤及其所致的精神障碍效果是肯定的,血液、组织在高压氧下氧分压明显升高,抑制脑组织中氧自由基的产生,保护细胞膜,减轻脑水肿,促进脑细胞功能的恢复,有助于改善精神障碍。

(3) 康复治疗:包括心理及综合康复治疗,心理治疗是外伤性精神病不可缺少的治疗方法,而对于慢性期精神障碍患者除一般治疗,还要通过心理疏导辅助治疗。

中医辨证施治

1. 中医诊断　狂病(痰热瘀结证)。

2. 诊断依据

(1) 语言重复,言语混乱,不知所云,情绪容易激动、亢奋,容易被激怒,性格变暴躁,言行举止粗鲁、不分场合。

(2) 有明确颅脑外伤病史、昏迷史,因外伤后起病。

(3) 排除药物、中毒及其他躯体器质性病变所致。

3. 中医鉴别诊断

(1) 痫病:以突然昏仆,不省人事,两目上视,口吐涎沫,四肢抽搐等症为主要临床表现,多因气机逆乱,元神失控所致。

(2) 脏躁:好发于妇人,因精神刺激,心脾两虚,心神失养所致,临床表现为悲伤欲哭,但可自制,不会自伤,不伤他人。

4. 中医辨病辨证分析　症见言行异常、人格改变,面色稍暗,纳寐差,舌质暗淡,苔薄白,脉弦涩,病属“狂病”范畴,辨证属痰热瘀结证。患者跌仆损伤,外伤致血瘀,血瘀气滞,清窍失养,气机逆乱发为癫狂。病位在脑,与肝、脾、肾关系密切,以心神受损为主,病性属实。

5. 治法方药

治法:豁痰化瘀,行气活血。

方药:癫狂梦醒汤加减。柴胡 15 g,香附 15 g,陈皮 10 g,青皮 10 g,桑白皮 10 g,水蛭 5 g,黄芩 10 g,甘草 15 g。

方解:方中柴胡、香附、青皮疏肝理气;陈皮、桑白皮豁痰理气;黄芩清郁热,水蛭活血化瘀。本方重在调畅气血,豁痰化瘀,适用于痰热瘀结,气滞血瘀之证。临证时如患者蕴热明显,可加用黄芩用量或加黄连以清郁热;如瘀血明显,可加桃仁、赤芍、丹参以活血化瘀;若兼寒象,可加附子、干姜。

病例特点及转归

本例病例特点为:① 中年男性,有明确颅脑外伤病史、昏迷史,因外伤后起病。② 主要症状为语言重复,言语混乱,不知所云,对语言的理解及运用能力差,记忆力减退,情绪容易激动、亢奋,容易被激怒,性格变暴躁,言行举止粗鲁、不分场合,失眠。③ 意识清晰,精神差,检查欠合作,反应慢,语速慢,吐字不清,言语少,重复刻板,对答欠切题,自知力缺乏,否认幻觉、错觉,定向力减退,注意力减退,记忆力减退,以近记忆力减退为主,智力粗测较差,计算力、理解力、概括能力下降,情绪不稳定,时有冲动吵架。④ 头颅 CT 示左额叶脑挫裂伤伴两侧额叶区蛛网膜下腔出血可能,比较前片,左额叶大脑镰旁脑实质及两侧额叶脑沟高密度影较前已吸收,顶部软组织肿胀范围较前缩小,右顶部皮肤高密度影。简明精神状态检查量表评分 15 分,蒙特利尔认知评估量表评分 11 分。综合以上,临床考虑颅脑损伤所致精神障碍。

抗精神病药物方面选择利培酮 0.5 mg/次,1 次/晚;奥氮平 2.5 mg/次,1 次/晚,配合中药活血化瘀通络,并辅以理疗、针灸等综合治疗。经治疗患者睡眠未见明显改善,情绪仍容易激动、亢奋,利培酮加量至 1.0 mg/次,1 次/晚;奥氮平 5.0 mg/次,1 次/晚;在药物治疗的同时配合心理康复训练,加强心理-社会干预。调量后患者精神状态较前好转,睡眠较前改善,有效睡眠时间 6～7 小时,情绪较前稳定,进食可,后复查血常规、肝功能、肾功能未见明显异常,未见其他明显药物不良反应。患者及家属要求出院,经评估后可出院,并嘱咐出院后的相关注意事项,嘱避免情绪激动、过度劳累,同时可至外院行高压氧治疗,门诊定期随诊。

护理

(1) 加强安全管理工作,清除所有危险物品,创造舒适的、安全的病房环境。严禁患者单独活动或独处,防止患者在精神症状影响下产生出走、冲动、自伤行为。

(2) 教会患者学会控制情绪的方法,出现愤怒时学会正确发泄途径:跑步、绞衣角、撕纸片、做操等。

(3) 饮食上予祛痰化瘀的食物,如芦根薏仁煮水饮,或食用冬瓜、冬瓜子、生薏苡仁、胡萝卜等。

病例 23 帕金森病用药所致精神障碍

基本情况

一般情况： 某男，71岁，初中文化，已婚，退休。

主诉： 四肢不自主抖动、行动迟缓2年余，精神错乱3日。

现病史： 患者2年前无明显诱因下出现右上肢不自主抖动，手拿东西时抖动明显，肢体行动缓慢、笨拙，活动不灵便，随意运动减少，后症状逐渐进展加重，发展到右下肢及左侧肢体，四肢抖动明显，行动迟缓，曾在当地医院神经内科门诊就诊，诊断为"帕金森病"，服用多巴丝肼（美多芭）、普拉克索（森福罗）治疗，具体用药剂量不详，经治疗后症状稍有改善。近半年来患者手脚不自主震颤明显，手指搓丸样动作，行动缓慢、肢体僵硬，后加予苯海索（安坦）6 mg/日，肢体震颤较前改善，服用3日后患者兴奋多话，言语错乱，内容零乱片段，烦躁，坐卧不宁，整夜不眠，并出现幻觉。无意识障碍，无高热寒战，无四肢抽搐，无二便失禁等症。家属遂送至我院就诊，收住神经内科治疗。病后患者进食尚可，夜寐差，长期便秘，小便频。病前性格内向，人际关系欠佳，工作能力一般。

入院查体： 体温36.5℃，呼吸20次/分，血压115/75 mmHg。神清，精神欠佳，双肺呼吸音清，心率95次/分，律齐，未闻及杂音，腹软，无压痛及反跳痛，双下肢未见浮肿。神经系统检查：面具脸，四肢肌张力增高，右侧为甚，四肢不自主运动，余未见明显异常。精神检查：焦躁不安，反应稍迟钝，定向力不准，认知功能下降，自知力不完整。躁动，兴奋多话，言语错乱，伴幻觉，记忆力下降，查体不合作，暂未发现冲动攻击行为。舌质红绛，苔黄腻，脉弦滑数。

辅助检查：血常规、C反应蛋白、电解质、凝血功能、甲状腺功能、心脏标志物联合检测、心肌酶、肿瘤标志物等均未见明显异常。随机血糖7.2 mmol/L。心电图检查示窦性心律，大致正常心电图。头颅MRI未见异常。

西医诊断治疗

1.西医诊断　帕金森病用药所致精神障碍。

2.诊断依据

（1）有明确的帕金森病服用苯海索治疗史。

（2）精神症状表现为精神病性症状、认知障碍及人格改变等，症状波动性大。

（3）精神症状与帕金森病用药苯海索的应用呈明显相关性。

（4）排除原发躯体疾病所致精神障碍。

（5）社会功能受损。

3.西医鉴别诊断

（1）帕金森病所致精神障碍：帕金森病所致精神障碍的主要表现为人格改变、智能障碍、精神病性表现，比如抑郁、焦虑、淡漠、认知功能障碍、痴呆、错觉、精神错乱、妄想、幻觉等。该患者在应用苯海索后出现精神错乱、幻觉等精神症状，故可鉴别。

（2）心境障碍：患者的主要表现是情绪的稳定性差，情感脆弱，有时易激惹，并非以较为持久的抑郁或躁狂为主要表现，且症状的出现与帕金森用药苯海索的使用有明确的时间相关性，故可鉴别。

4.西医治疗

（1）减量或停用帕金森药物苯海索，同时可配合予抗精神病药物对症处理。

（2）精神药物的使用剂量和持续时间通常需要个体化考虑，一般使用治疗剂量的低值即可，待症状消失后，即可逐渐减停。

中医辨证施治

1.中医诊断　狂病（痰火扰心证）。

2. 诊断依据

（1）起病急骤，突然狂暴无知，言语杂乱，喧扰不宁，呼号打骂，不避亲疏。

（2）性情急躁，或毁物打人，或哭笑无常；头痛失眠，渴喜冷饮，便秘尿赤。

3. 中医鉴别诊断　与郁病、痴呆相鉴别。

4. 中医辨病辨证分析　症见四肢不自主抖动，行动迟缓，精神错乱，面色红，纳寐差，舌质红绛，苔黄腻，脉弦滑数，病属"狂病"范畴，辨证属痰火扰心证。五志化火，鼓动阳明痰热，上扰清窍，故见性情急躁；阳明独盛，扰乱心神，神机逆乱，症见突然狂暴无知，言语杂乱；热盛于内，故渴喜冷饮，便秘尿频；舌质红绛，苔黄腻，脉弦滑数，皆属痰火壅盛，且有伤阴之势；以火属阳，阳主动，故起病急骤而狂暴不休。

5. 治法方药

治法：镇心涤痰，泻肝清火。

方药：生铁落饮加减。生铁落 20 g，胆南星 15 g，当归 30 g，川芎 30 g，石菖蒲 20 g，远志 10 g，酸枣仁 8 g，远志 8 g，麦冬 10 g，玄参 10 g，连翘 10 g。

方解：方中生铁落重镇降逆，胆南星清涤痰浊，石菖蒲、远志宣窍安神，麦冬、玄参、连翘养阴清热。如痰火壅盛而苔黄腻，加礞石滚痰丸泻火逐痰；谵语发狂，便秘尿黄者，用当归龙荟丸清肝泻火，或用安宫牛黄丸清心开窍。

病例特点及转归

本例病例特点为：① 老年男性，明确诊断为帕金森病，原服用多巴丝肼、普拉克索治疗，后加服苯海索后出现言语错乱、兴奋、烦躁不安、幻觉等精神异常症状。② 主要症状为兴奋多话，言语错乱，内容零乱片段，烦躁，坐卧不宁，整夜不眠，幻觉。③ 反应稍迟钝，定向力不准，认知功能下降，自知力不完整；躁动，兴奋多话，言语错乱，伴幻觉，记忆力下降，暂未发现冲动攻击行为。综合以上，临床考虑帕金森病用药所致精神障碍。

该患者入院后停用药物苯海索，并配合予奥氮平片 2.5 mg 睡前服用，同时继续服用多巴丝肼 1.5 片/次，3 次/日，普拉克索 0.375 mg/日，治疗 2 日后患者精神症状好转。

护理

（1）将患者安置在重点病房，加强护理和安全管理。病房安静舒适，必要时专人护理，以缓解患者躁狂情绪，防止跌倒、坠床等不良事件发生。

（2）了解患者的服药态度，观察其服药情况。发药后，护士应在确认患者吞服药物后方可离开。密切观察患者用药后的反应，如出现不良反应，应立即报告医生。

（3）安宫牛黄丸可用少量温水融化后，给予口服或鼻饲。

病例 24 癫痫性精神障碍

基本情况

一般情况：刘某，女，56岁，高中文化，已婚，自由职业。

主诉：发作性抽搐6年，猜疑多端9个月。

现病史：患者6年前开始反复出现发作性抽搐，先从左手及左脚开始，后波及全身，持续1分钟好转。无意识障碍，无口吐白沫，无二便失禁。至当地医院就诊，诊断考虑"癫痫"，予丙戊酸钠0.6 g/日治疗，服药不规律，效果不佳。上述症状反复发作，最初2年每年发作2~3次，之后发作越来越频繁，多时每月1次，3年前开始出现全身强直，四肢抽搐，伴有意识障碍，双眼上翻，口吐白沫，持续2分钟缓解，之后发作形式及时间也各不同，有时是口角抽动，有时是肢体抽动，有时表现突然摔倒，全身抽搐，发作时间从几秒到20分钟不等，发作不定时，曾至多家医院就诊，服用过几种抗癫痫药物，效果不佳，未规律服药，未系统治疗，抽搐症状一直存在。9个月前患者无明显诱因开始出现猜疑多端，疑心别人议论她，挑拨她和爱人的关系，脾气变得暴躁，经常和邻居吵架，后疑心逐渐加重，听到某种声音，感觉有人骂她，甚至脑子和肚子都感觉有人骂她，觉得自己活不成了，喝农药自杀，幸亏家人及时发现，送医院及时抢救，洗胃对症治疗，生命征稳定后，为进一步治疗转入我科。病前性格偏内向，人际关系欠佳。

入院查体：体温36.6℃，心率70次/分，呼吸18次/分，血压110/80 mmHg。接触被动，目光警惕，安静尚合作，多疑，常听到别人在骂她，情绪稍平淡，记忆力、智能不佳，有自杀念头。躯体及神经系统检查未见异常。舌质淡，苔白腻，脉沉弱。

辅助检查： 血常规、血生化、电解质、凝血功能、甲状腺功能、心脏标志物联合检测、心肌酶谱、肿瘤标志物测定等均未见明显异常。脑电图检查示大致正常。脑电图头颅 MR 示右侧颞叶、海马轻度萎缩。

西医诊断治疗

1. 西医诊断　癫痫性精神障碍。

2. 诊断依据

（1）症状标准：反复出现抽搐，癫痫诊断明确，精神症状疑心多端发生在癫痫后 5 年。

（2）程度标准：自知力不完整，社会功能严重受损。

（3）时间标准：猜疑多端 9 个月。

（4）排除精神活性物质和非成瘾性物质所致精神障碍。

3. 西医鉴别诊断

（1）多发性抽动症：多发生于儿童及青少年，主要表现为不自主的反复快速一个部位或多个部位肌肉的抽动，多伴有发声（喉部肌肉抽动）。本例患者为中年女性，发作部位不定，鉴别一般不难。

（2）癔症：多发于青年女性，发作时一般有精神诱因及有人在场，发作形式多样，戏剧性，时间长短不定，通过安慰、暗示治疗可终止。本例患者精神症状在癫痫患病后发生，有一定关系，可排除。

4. 西医治疗

（1）风险评估，包括人身安全风险如暴力攻击、自杀自伤、逃跑走失、受到他人伤害等；对高风险患者应及时采取相应措施，并告知监护人。

（2）控制癫痫症状，检测抗癫痫药物有效血药浓度，使其尽快达到目标剂量。

（3）抗精神病药可能会诱发癫痫发作，精神症状较轻，可原发病治疗为主，如精神症状较重，难以管理，权衡利弊后可选择合适的抗精神病药对症治疗。

中医辨证施治

1. 中医诊断　痫病（心脾两虚证）。

2. 诊断依据　反复发作不愈，神疲乏力，面色苍白，体瘦，纳呆，大便溏薄，舌质淡,苔白腻,脉沉弱。

3. 中医鉴别诊断

(1)中风:两者均有突然仆倒、昏不知人的主症,但本病为反复发作性疾病,发作持续的时间较短,突然仆倒不省人事,同时伴口吐涎沫,两目上视,口中作怪叫等症,不发作时可一如常人;而中风病多发于中老年人,发病急骤,突然仆倒不省人事,多有半身不遂、口舌歪斜等后遗症。

(2)厥证:厥证发病急骤,除见突然仆倒、昏不知人的主症外,还有面色苍白、四肢厥冷,而无口吐涎沫、两目上视、四肢抽搐和口中怪叫之见症,一般神昏时间较短,临床上不难区别。

4. 中医辨病辨证分析　症见发作性抽搐,猜疑多端,神疲乏力,面色苍白,体瘦,纳果,大便溏薄,舌质淡,苔白腻,脉沉弱,病属"痫病"范畴,辨证属心脾两虚证。患者痫病久发不愈,或饮食失调,脾气素虚,则痰浊内聚,痰火互结,火扰心,痰闭窍,痰火随气上冲于脑而抽搐神昏;平素神疲乏力,面色无华,大便溏薄,舌质淡,苔白腻,脉沉弱,为心脾两虚证。

5. 治法方药

治法:补益心脾,理气化痰。

方药:归脾汤合温胆汤。党参 15 g,黄芪 12 g,白术 10 g,甘草 6 g,生姜 9 g,大枣 9 g,当归 10 g,茯神 20 g,酸枣仁 15 g,龙眼肉 10 g,远志 10 g,木香 9 g,枳实 10 g,竹茹 10 g。

方解:方以归脾汤补养心脾;温胆汤理气化痰,清胆和胃。归脾汤方中以党参、黄芪、白术、甘草、生姜、大枣甘温补脾益气;当归甘辛温,养肝而生心血;茯神、酸枣仁、龙眼肉养心安神;远志定志宁神;木香行气,令补而不滞。温胆汤中二陈汤燥湿化痰,再加枳实行气,竹茹清热。两方合用,既治疗心脾两虚之本,又兼治气虚生痰,痰浊为患之标。

病例特点及转归

本例病例特点为:① 患者为老年女性,发作性病程,病程 6 年。② 主要症状为发作性抽搐,表现形式及时间不定,有局部发作,有全身大发作,不规律服药,发作越来越频繁。10 个月前出现猜疑多端,疑心别人议论她,脾气暴躁,情绪淡漠,有自杀行为。③ 意识清醒,接触被动,目光警惕,安静尚合作,多疑，幻听，情绪低落，记忆力、智能不佳，有自杀念头。④ 辅助检查提示头颅MR 示右侧颞叶、海马轻度脑萎缩。综合以上，临床考虑癫痫性精神障碍。

富马酸喹硫平片 50 mg/日，每日 2 次，后隔 2 日便增加 1 次剂量（每次增加 50 mg/日），增加至 400 mg/日时，患者疑心多疑症状稍有改善，继续维持，予丙戊酸钠 0.6 g/日治疗，并同时检测丙戊酸钠血药浓度。患者症状好转，住院 20 日后出院，出院时肢体未再抽搐，疑心多疑症状好转，随访 6 个月未见再发。

护理

（1）加强安全管理工作，清除病房内所有危险物品，加强监护，注意患者情绪的变化，提高警惕，防止患者伤人、毁物和自伤行为的发生。

（2）注意观察患者用药期间的神志和生命体征变化，定期进行肝功能以及白细胞计数等血液检查，以保证患者的用药安全。

（3）服用富马酸喹硫平片可能会出现认知和运动功能损伤，影响患者判断、思考和运动功能，因此用药期间应避免驾驶车辆、操作机械或高空作业。

病例 25 病毒性脑炎所致精神障碍

基本情况

一般情况：周某，女，38岁，已婚，菜农。

主诉：急起精神萎靡，情感淡漠14日。

现病史：患者14日前卖菜回家后出现精神萎靡，疲乏无力，对家中来客不予理睬，表情淡漠，答非所问。家人以为她劳累过度，让她休息，次日早晨仍不肯起床，以手示意丈夫扶其去厕所时，发现其步履拖曳，触其皮肤，感觉轻微发热。下午患者经常以手指门，示意门外有人（实无人）。对家事不闻不问，对小孩跌伤无动于衷，整日卧床，很少言语，有时自笑，进食很少，5日后完全卧床不起，小便于床，不食不语，问话不答，对亲友毫无表情，独自发笑，显得幼稚呆傻，病中曾呕吐一次，非喷射性。目前症状：精神萎靡，情感淡漠，无故发笑，少言少动，右侧肢体运动欠灵活，有幻觉，头痛、低热、呕吐。

入院查体：体温38℃，心率100次/分，呼吸20次/分，血压134/73 mmHg。急性重病容，体形消瘦，无明显脱水征。皮肤及虹膜无黄染，皮肤和黏膜无出血点，全身浅表淋巴结不肿大，甲状腺不肿大。躯体及神经系统检查未见异常。五官正常，胸廓对称，呼吸运动自如，肺音清晰，心界无扩大，心音正常，律齐。呈嗜睡状，触动之能睁眼，对一切问题不予回应。头颅无异常，瞳孔圆形等大，对光反射良好，眼球无震颤，双侧眼底正常。四肢自主活动甚少，针刺下左侧肢躲闪活动幅度较右侧大，右侧肢体肌张力明显高于左侧，四肢腱反射活跃，右侧更为亢进。右侧巴宾斯基征、戈登征阳性，克尼格氏征可疑，右侧有持续性踝阵挛，未见不自主运动。

辅助检查：血红蛋白11.3g/L，白细胞计数$6.8×10^9$/L，中性粒细胞百分比 77%,淋巴细胞 23%,红细胞沉降率正常。脑脊液:压力 200 mmH$_2$O,无色,透明,无薄膜,潘氏试验弱阳性,白细胞总数正常,蛋白质 0.675 g/L,葡萄糖 3.25 mmol/L,氯化物 118.5 mmol/L, IgG 19 mg/L, IgA 0 mg/L, IgM 0 mg/L。心电图正常,胸部照片正常,脑电图高度异常,表现为基本波率为中波幅(40~50 mV),9~9.5 波秒节律,各导联大脑前半球经常出现中-特高波幅(50~180 mV),1.5~3 波秒的 d 波,部分呈中波幅 5~6 波秒 q 波。以双额区波幅最高,部分波幅左侧高于右侧约 30%。颅骨超声波检查示中线无偏移。头部 CT 未见脑梗死或占位性改变。

西医诊断治疗

1. 西医诊断　病毒性脑炎,病毒性脑炎所致精神障碍。

2. 诊断依据　本病例虽未进行血清学检查或病毒分离,但临床表现、实验室检查结果及病程转归比较符合病毒性脑炎特点,属于通常所谓的"散发性病毒性脑炎"范畴,进一步明确诊断可做病毒分离、血清学检查与脑组织活体检查。引起散发性脑炎的病毒常见者有单纯疱疹病毒、狂犬病毒、腮腺炎病毒、脊髓灰质炎病毒、柯萨奇病毒、埃可病毒等。

3. 西医鉴别诊断

(1) 脑血管病:起病急骤,症状呈进行性发展,有失语及右侧偏瘫等定位征,病情改善快,遗有记忆和智能障碍,以及神经系统后遗症。病势不太凶猛,意识障碍不深。临床类似脑梗死性发作。但本例患者过去无高血压史,头部 CT 检查未发现脑梗死或占位性改变,故脑血管病可排除。

(2) 中枢神经系统感染:① 结核性脑膜炎:结核性脑膜炎患者常可发现原发结核病灶,全身中毒症状较重,脑脊液除白细胞及蛋白质增高外,糖和氯化物常降低,色氨基酸试验阳性,结核菌培养阳性。此患者未发现原发结核病灶,脑脊液糖及氯化物正常,未经抗结核治疗,病情即有明显进步,均可排除。② 细菌性脑膜炎:全身中毒症状及脑膜刺激症状均较突出,血液中白细胞升高,脑脊液中白细胞以中性为主,糖和氯化物降低,脑脊液可查出病原菌。本病例临床相及检查结果均不符合此诊断。③ 脑脓肿:脑脓肿时颅压增高症状较明显,发热与全身中毒症状较重,血中白细胞计数升高,核分叶计数左移,脑脊液中白细胞增多,以中性细胞为主。头部超声波及 CT 检查均应有所发现。④ 钩端螺旋体病：这是一种地方性流行病，常见于秋收季节。起病急，常有发热、畏寒、全身乏力、肌肉疼痛，以小腿及腰部肌肉疼痛最为突出，腓肠肌压痛明显。脑型者常出现剧烈头痛、呕吐、颈项强直、克尼格氏征阳性等脑膜刺激症状。有时可出现偏瘫、单瘫、截瘫以及抽搐等脑实质受损症状。少数病例可发生嗜睡、昏睡、昏迷等不同程度的意识障碍，或出现谵妄、幻觉、躁动等精神症状。脑脊液多为无色透明，压力多正常，白细胞早期可增多，中性为多，半个月后细胞数逐渐减少，淋巴细胞比例增加，蛋白质轻度增加，糖和氯化物亦多为正常。血和尿可培养出病原体。患者常有疫水和牲畜接触史。本病例无肌肉疼痛史，当地无类似疾病流行史，均不支持此诊断。

4. 西医治疗

（1）对症治疗，主要以病毒性脑炎治疗为主，如果精神症状较重，可使用抗精神病药，小剂量、短疗程治疗。

（2）加强支援疗法，保证营养和促进脑功能恢复。

（3）应用抗病毒药物。

（4）加强护理及生命体征的监测。

（5）恢复期加强功能锻炼，使用新疗法及高压氧治疗。

中医辨证施治

1. 中医诊断　癫病（风温犯卫证）。

2. 诊断依据

（1）神情抑郁，表情淡漠，静而少动，沉默痴呆，右侧肢体运动欠灵活，兴趣减退，精力减退，时有幻觉。起病急骤，发展迅速。病中头痛、低热、呕吐，舌质红，苔白，脉浮数。

（2）多发于外感风热之邪病史后。

（3）排除药物、中毒及躯体器质性病变所致。

3. 中医鉴别诊断　与郁病、痴呆相鉴别。

4. 中医辨病辨证分析　症见急起精神萎靡，情感淡漠，无故发笑，少言少动，右侧肢体运动欠灵活，兴趣减退，精力减退，时有幻觉；起病急骤，发展迅速；病中头痛、低热、呕吐；舌质红，苔白，脉浮数。病属"癫病"范畴，辨证属风温犯卫证。外感风热，热盛伤阴，心血内亏，心神失养，故精神萎靡，情感淡漠，无故发笑,少言少动,右侧肢体运动欠灵活,兴趣减退,精力减退,时有幻觉;发热,头痛,舌质红,苔薄白,脉浮数,为风温犯卫,热犯脑窍之兆。病位在脑,病性属实证。

5. 治法方药

治法:辛凉解表,醒神开窍。

方药:银翘散加减。连翘 15 g,银花 15 g,桔梗 6 g,薄荷 6 g,荆芥穗 4 g,淡豆豉 5 g,牛蒡子 6 g,生甘草 5 g,竹叶 4 g,苇根 4 g,天花粉 12 g。

方解:重用连翘、银花,为君药,既有辛凉解表,清热解毒的作用,又具有芳香避秽的功效。薄荷、牛蒡子可以疏散风热,清利头目,且可解毒利咽;荆芥穗、淡豆豉有发散解表之功若无汗者,可以加大用量,助君药发散表邪,透热外出,此二者虽为辛温之品,但辛而不烈,温而不燥,反佐用之,可增辛散透表之力,为臣药。竹叶清热除烦,清上焦之热,且可生津,芦根功在清热生津,桔梗可宣肺止咳,三者同为佐药。甘草和诸药。

病例特点及转归

本例病例特点为:① 中年女性,首次发病,以阳性症状为主。② 主要症状为精神萎靡,情感淡漠,无故发笑,少言少动,右侧肢体运动欠灵活,兴趣减退,精力减退,有幻觉。起病急骤,发展迅速。病中头痛、低热、呕吐,无意识不清、肢体抽搐、言语不清、吞咽呛咳、大小便失禁等。③ 神经系统检查发现右侧肢体呈上运动元性不完全瘫痪,有表达性失语和命名性失语,以及记忆及智能障碍。④ 两眼呆视,面无表情,缄默不语,对亲人呼唤亦无动于衷,处于木僵状态,无主动违拗或蜡样屈曲,有幻觉、情感淡漠、自笑的怪异行为。⑤ 辅助检查提示脑脊液压力偏高,白细胞轻度增多,单核细胞为主,蛋白质轻度增加,糖及氯化物含量正常。脑电图呈弥漫性高波幅慢波。头颅 MR 示额叶、颞叶高信号。综合以上,临床考虑病毒性脑炎所致精神障碍。

于入院后第 10 日起病情开始好转,眼睛能注视别人,别人说笑时她也能跟着笑,问及其母及女儿时即流泪,说明有情感反应,认识活动在恢复。在撑扶下能下床缓慢行走并自解小便,但仍不讲话,不吃东西。右侧轻偏瘫、肌张力及病理反射情况同前。入院半个月后病情明显好转,能说几句话,语流虽然缓慢,吐词欠清楚,但能表达自己的意思,认识亲人,喂之能吃。右侧肢体活动进步,肌力增加。失语症检查发现有表达性失语及命名性失语,同时发现记忆、理解判断和计算能力均有损害。给予高压氧治疗 10 次,5 日复查脑电图,脑电波活动已恢复至正常范围。患者语言功能及肢体活动在持续地进步,已能自己行走及进食,右侧肢体肌力增加,病理反射消失,但表达性失语及命名性失语仍未完全恢复,记忆及智能仍较差。7 日在家属要求下出院。

护理

(1) 提供安静舒适的环境,注意口腔、皮肤清洁护理。留陪人,注意患者安全,防止跌倒和坠床的意外发生。

(2) 准确进行用药护理,密切观察患者病情变化及用药效果。

(3) 饮食以清淡、富营养、易消化为原则,如鱼汤、肉末菜粥、蒸鸡蛋等。不能自主进食者,遵医嘱留置胃管,流质饮食。

病例 26　血管性痴呆

基本情况

一般情况：某男，70岁，高中文化，已婚，退休汽车司机。

主诉：失眠健忘、情感低落7个月。

现病史：家属代述7个月前患者无明显诱因下开始出现失眠，无原因的难以入睡，多梦，经常早上3～4点钟就醒了，白天疲乏无力，干什么事都打不起精神，自觉大脑不如以前，健忘，情绪不佳，常有坐立不安，担心要出什么事，过去喜爱打扑克，现在没有心思玩，时而唉声叹气，说拖累家人，不如死了好，食欲下降，消瘦。近20日加重，经常夜里起来乱翻东西，有时不认家人，称有人要来抓他，显得恐惧害怕，白天清醒时，问他夜里的事，称不知道。高血压病史15年，最高血压180/110 mmHg。服用降压药物（具体不详）控制血压，血压控制在160～140/95～100 mmHg。冠心病史5年。

入院查体：血压140/95 mmHg，眼底动脉反光增强，未引出病理征，双手轻微震颤。意识清晰，接触被动，回答问题简单切题，记不清入院当天的日期，承认心情不好，对什么都没有兴趣，认为拖累家人不如死了好，对于在家中半夜起来乱翻东西的事否认，记忆力差，回忆不起前一天饮食内容，医生让记住五种水果的名称，过一会不能完全回忆，回忆过去工作经历尚可。计算力差，解释成语、分析判断能力下降，经常独处，不与病友交往。

辅助检查：血常规、超敏C反应蛋白、血生化、电解质、凝血功能、甲状腺功能、心脏标志物联合检测、心肌酶谱、肿瘤标志物测定等均未见明显异常。随机血糖5.8 mmol/L。心电图检查示窦性心律，大致正常心电图。头颅MR未见异常。

西医诊断治疗

1. 西医诊断　血管性痴呆。

2. 诊断依据

（1）有高血压病、冠心病病史。

（2）缓慢起病，波动性病程。

（3）临床症状：智能障碍，记忆力、计算力、理解力、判断力下降，意识障碍，夜里乱翻东西，不认家人。被害妄想，焦虑，情绪低落。

3. 西医鉴别诊断

（1）抑郁症：本例虽然有典型的抑郁症状，情绪低落，不想活，但有智力障碍、意识障碍，应排除功能性抑郁症。

（2）精神分裂症：本例有被害妄想，认为有人来抓他，但有智力障碍、意识障碍，不应诊断为精神分裂症。

（3）阿尔茨海默病：有智能障碍，人格改变，但有明确的长期高血压、冠心病史，眼底动脉反光增强，有明显的意识障碍，故应首先考虑为脑血管病所致精神障碍，头颅 MRI 显示海马萎缩或者全脑萎缩。

（4）抑郁性假性痴呆：老年期的抑郁状态，常以类似痴呆的临床表现为特征，表现为记忆力与智力水平下降，故称为假性痴呆。假性痴呆的患者往往有明确的抑郁病史，发病有明显的界线，临床上常常可以发现抑郁症状的蛛丝马迹，一般无神经系统局限性症状及体征，无夜间谵妄症状，辅助检查，如脑 CT、MRI 通常无异常。但要注意，某些高龄老人在抑郁发作时，也可能同时存在脑血管疾病，在询问病史时要注意既往有无抑郁症或脑缺血、卒中发作史。

4. 西医治疗

（1）控制高血压、高血脂、糖尿病等脑血管病的危险因素，防止再次脑缺血发作，是本病较为关键的治疗环节。

（2）有急性脑血管意外发作者，要及时治疗，急性期后注意康复锻炼。

（3）高压氧治疗、紫外光照、充氧回血疗法等可使部分早期患者获得一定疗效。

（4）精神症状较明显时，可合用小剂量抗精神病药，如利培酮、奥氮平、喹硫平等治疗，症状一旦控制，即可停药。

（5）抑郁症状突出时可予以抗抑郁药物，如舍曲林、西酞普兰等。

（6）焦虑症状明显时，可予相应的抗焦虑药物。

中医辨证施治

1. **中医诊断**　痴呆（髓海不足证）。

2. **诊断依据**　《药临床研究指导原则》关于"中药新药治疗痴呆的临床研究指导原则"进行诊断，主要有：① 记忆：记忆能力，包括记忆近事及远事的能力减弱。② 判定：判定认知人物、物品、时间、地点能力减弱。③ 计算：计算数字、倒数数字能力减弱。④ 识别：识别空间位置和结构能力减弱。⑤ 语言：口语能力、文化程度高者的阅读和书写能力障碍。⑥ 思维：抽象思维能力减弱。⑦ 个性：性情改变。⑧ 人格：性格特征改变。⑨ 综合生活能力减弱。

3. **中医鉴别诊断**　与郁病相鉴别。

4. **中医辨病辨证分析**　症见失眠健忘，情感低落，被害妄想，难以入睡，多梦，早醒，病属"痴呆"范畴。髓减脑消，神机失用而致心烦失寐，心悸不安，眩晕，耳鸣，健忘，五心烦热，腰膝酸软，失眠，多梦，虚烦等；兼见面色稍暗，舌质瘦小，舌苔薄白，脉沉细无力，辨证属髓海不足证。

5. **治法方药**

治法：补肾填精，益髓养神。

方药：七福饮加减。人参 6 g，酸枣仁 10 g，远志 10 g，白术 10 g，当归 15 g，熟地 10 g，川芎 12 g，白芍 10 g，炙甘草 5 g。

方解：方中人参、白术补气益心脾，安神益智；熟地、当归养血和血以养心脾；酸枣仁、远志养心安神；甘草和中。诸药合用共奏补气养血，宁心健脾，益智安神之效。若失眠严重者，加柏子仁、莲子；头痛者，加川芎、延胡索；头晕者，加菊花、蔓荆子；烦恼者，加栀子、知母；焦虑者，加柴胡、白蒺藜；心悸者，加龙眼肉、茯神；纳差者，加山楂、鸡内金等。

病例特点及转归

本例病例特点为：① 老年男性，首次发病，隐匿起病，缓慢进展。② 主要症状为失眠健忘，闷闷不乐，无愉快感，兴趣减退，精力减退，有轻生念头。有幻觉、幻听,被害妄想。病中无头痛、发热、咳嗽咳痰,无肢体抽搐、言语不清、吞咽呛咳、大小便失禁等。③ 有高血压病、冠心病病史。④ 接触被动,意识清晰,反应稍显迟钝,定向力正确,自知力不完整。情绪低落,闷闷不乐,无愉快感,兴趣减退,精力减退,有轻生念头。有幻觉、幻听,被害妄想。计算力、理解力差,记忆力减退,智能初查无异常。综合以上,临床考虑血管性痴呆。

入院后长嘱给予奥氮平 2.5 mg/次,1 次/晚。1 周内逐渐将利培酮加量至 4 mg/日。1 周后,睡眠改善,每晚能安静入睡 7～8 小时,情绪稳定,认为住院环境是安全的,但仍然认为家里和单位存在危险,不认为自己的症状是精神病的表现。生命体征正常,饮食及大小便正常,未见其他明显药物不良反应。在系统药物治疗的同时配合自知力恢复训练,加强心理-社会干预,另配合针灸及康复锻炼等治疗。2 周后幻听消失且未再出现,自知力基本恢复,能认定病中的体验是不正常的,对为何会出现此类症状感到奇怪(经医师解释说明后,对疾病的性质有简单的理解)。患者情感反应协调,无不适主诉,血常规、肝肾功能、血糖、血脂心电图复查正常。家属和患者均要求出院,医师评估后同意出院,并嘱咐出院后的注意事项。出院前 PANSS 量表评定总分 38 分(阳性量表分 7 分,阴性量表分 10 分,一般精神病理量表分 21 分)。避免情绪激动、过度劳累,门诊定期随诊。

护理

(1) 病房环境应简单舒适,定时检查病房设施,病房内无危险物品,防止患者跌倒、自伤及走失等意外事故发生。

(2) 在精神心理方面,主要针对早期轻证患者,要尊重患者独立人格,耐心和蔼对待患者。鼓励患者参与社会活动,关心关注周围的人和事。

(3) 饮食要清淡、易消化而又富有营养。

结核性脑膜炎所致精神障碍

基本情况

一般情况：某女,39岁,初中文化,已婚,家庭主妇。

主诉：头痛20日,间断性发热10日,胡言乱语3日。

现病史：患者家属代诉,患者于20日前无明显诱因下出现头痛,为持续性跳痛,以双侧额部为主,疼痛尚可忍受,其间偶有恶心反胃的症状,无头晕,无胸闷心悸,无畏光畏声等不适。于10日前开始出现发热,体温波动在37.4~38.5℃,以夜间尤甚,曾到当地医院就诊,给予柴胡注射液、布洛芬等退烧处理,未见明显好转。3日前头痛加重,呈全脑部疼痛,夜间加重,无法入睡,伴有胡言乱语、幻视等症状出现。为求进一步治疗收入院,入院神志欠佳,疲乏无力,有胡言乱语,头痛难忍,双手不停敲打头部,间断发热,多汗,饮食、睡眠较差,近20日体重下降4 kg。

入院查体：体温38.5℃,心率92次/分,呼吸22次/分,血压125/80 mmHg。神经系统检查：意识欠清,不能回答问题,时有喃喃自语,有幻视,反应迟钝,理解力、定向力检查不配合。四肢肌力5-级,肌张力减低,各关节腱反射减弱,深浅感觉检查不配合,共济检查不配合,病理征未引出,颈抵抗,下颌至胸骨柄3手指。头面部及躯体未见异常。舌淡,苔白腻,脉弦滑。

辅助检查：白细胞计数 $1.3×10^9/L$,中性粒细胞百分比80%；血生化：钠125 mmoL/L,钾2.0 mmoL/L,凝血功能、甲状腺功能等均未见明显异常。心电图示窦性心律,脑电图未见明显异常。头颅MRI示双侧颞叶、额叶广泛大片状异常信号,强化可见脑膜强化灶。胸部CT示右上肺钙化灶。腰穿脑脊液压力 $250 mmH_2O$,脑脊液蛋白956 mg/L,脑脊液葡萄糖1.98 mmoL/L,脑脊液氯109 mmoL/L,脑脊液白细胞 $125×10^6/L$。

西医诊断治疗

1. 西医诊断　结核性脑膜炎所致精神障碍。

2. 诊断依据

(1) 症状标准：头痛，呈持续性跳痛，间断性发热，体温波动在 37.4～38.5℃，以夜间尤甚，胡言乱语，多汗，饮食、睡眠较差。

(2) 程度标准：神志欠情，有胡言乱语，头痛难忍，双手不停敲打头部。

(3) 时间标准：头痛 20 日，间断性发热 10 日，胡言乱语 3 日。

(4) 排除器质性精神病、精神活性物质和非成瘾性物质所致精神障碍。

3. 西医鉴别诊断

(1) 隐球菌性脑膜炎：亚急性或慢性脑膜炎，与结核性脑膜炎病程和脑脊液改变相似，结核性脑膜炎早期临床表现不典型时，不易与隐球菌性脑膜炎鉴别，应尽量寻找结核菌和新型隐球菌感染的实验室证据。

(2) 化脓性脑膜炎：重症结核性脑膜炎临床表现与化脓性脑膜炎相似，脑脊液细胞数 $>1\,000\times10^6$/L 和分类中性粒细胞占优势时更难以鉴别，必要时可双向治疗。

(3) 病毒性脑膜炎：轻型或早期结核性脑膜炎脑脊液改变和病毒性脑膜炎相似，可同时抗结核与抗病毒治疗，边观察、边寻找诊断证据。病毒感染通常有自限性，4 周左右明显好转或痊愈，而结核性脑膜炎病程迁延，不能短期治愈。

4. 西医治疗

(1) 抗痨治疗及改善精神症状药物的个体治疗，处理可能出现的不良反应，如听力下降、周围神经损害等。

(2) 可以予物理治疗。

(3) 风险评估，患者病情危重，随时都有呼吸心跳停止的可能，告知患者家属。

中医辨证施治

1. 中医诊断　头痛(痰浊头痛证)。

2. 诊断依据

(1) 头痛,呈持续性跳痛,间断性发热,体温波动在 37.4～38.5℃,以夜间尤甚,疲乏无力,胡言乱语,多汗,饮食、睡眠较差。

(2) 排除药物、中毒及躯体器质性病变所致。

3. 中医鉴别诊断

(1) 眩晕:头痛与头晕可单独出现,也可同时出现。头痛之病因有外感与内伤,眩晕则以内伤为主。临床表现头痛以疼痛为主,眩晕则以昏眩为主。

(2) 真头痛:真头痛呈突发性剧烈头痛,常表现为持续痛而阵发加重,甚至呕吐如喷不已,肢厥、抽搐。

4. 中医辨病辨证分析　症见头痛,间断性发热,胡言乱语,面色白,纳寐差,多汗,舌淡,苔白腻,脉弦滑,病属“头痛”范畴,证属痰浊头痛。饮食不节,致脾失健运,聚湿生痰,痰浊中阻,清阳不升,浊阴不降,上蒙清窍,清窍失养,发为本病。病位在脑,病性属实。

5. 治法方药

治法:燥湿化痰,降逆止痛安神。

方药:半夏白术天麻汤加减。半夏 10 g,炙甘草 6 g,陈皮 6 g,茯苓 15 g,白术 10 g,天麻 10 g,酸枣仁 10 g,远志 6 g,橘红 15 g,木香 8 g,生姜 8 g,大枣 8 g。

方解:方中半夏燥湿化痰,降逆止呕;天麻平肝息风,而止头眩;两者合用,为治风痰眩晕头痛之要药,属君药。以白术、茯苓为臣,健脾祛湿,能治生痰之源。橘红理气化痰,脾气顺则痰消,酸枣仁、远志养心安神,木香理气醒脾,使补而不滞,均为佐药。使以甘草和中调药,煎加姜、枣以调和脾胃,生姜兼制半夏之毒。综观全方,风痰并治,标本兼顾,但以化痰息风治标为主,健脾祛湿治本为辅。诸药合用,共奏燥湿化痰,降逆止痛,安神之效。

病例特点及转归

本例病例特点为:① 中年女性,起病较急,进展快。② 主要症状为头痛,呈持续性跳痛,间断性发热,体温波动在 37.4～38.5℃,以夜间尤甚,胡言乱语,多汗,饮食、睡眠较差。③ 意识欠清,不能回答问题,时有喃喃自语,有幻视,反应迟钝。④ 头颅 MRI 示双侧颞叶、额叶广泛大片状异常信号,强化可见脑膜强化灶。胸部 CT 示右上肺钙化灶。腰穿脑脊液压力 250 mmH$_2$O,脑脊液蛋白 956mg/L,脑脊液葡萄糖 1.98 mmoL/L,脑脊液氯 109 mmoL/L,脑脊液白细胞 125×10^6/L。综合以上,临床考虑结核性脑膜炎所致精神障碍。

入院后长嘱给予异烟肼 0.6 g,早上口服;利福平 0.45 g,早上口服;吡嗪酰胺 0.5 g/次,3 次/日口服;乙胺丁醇 0.75 g,早上口服,四联抗结核治疗。甘露醇注射液 125 mL 静滴,1 次/8 小时;地塞米松注射液 10 mg/次,1 次/日静滴;加用奥氮平 2.5 mg/次,1 次/晚,同时配合针灸、中药治疗。15 日以后,症状逐渐缓解,头痛明显减轻,体温波动在正常范围,夜间睡眠可,其间各项化验检查结果均正常。住院 35 日时家属和患者均要求出院,医师评估后同意出院,并嘱咐出院后的注意事项,门诊定期随诊,按时服药。

护理

(1) 患者应绝对卧床休息,保持大便通畅,以防便秘导致颅内压增高。

(2) 密切观察患者病情变化,发现其双侧瞳孔不等大、剧烈头痛、喷射性呕吐、意识障碍进行性加重、呼吸不规则、脉搏变慢及血压升高等,提示颅内压增高和脑疝形成,应及时报告医生进行处理,做好抢救工作。

(3) 按时按量使用药物,观察药物的疗效和不良反应。甘露醇按要求快速滴入,防止药液外渗损伤皮肤。

基本情况

一般情况：某女，52岁，大学文化，已婚，单位文职人员。

主诉：间变性星型细胞瘤4年余，记忆力下降、胡言乱语半月。

现病史：患者家属代诉其2014年因头晕至当地医院就诊，诊断为"间变性星型细胞瘤"，行手术治疗，术后予口服化疗1个疗程（具体不详），2014年9月至10月行放疗（具体不详）。2017年6月复查发现脑部胶质瘤复发，行手术治疗，术后行6周期"顺铂＋替莫唑胺"化疗，其间第6周期化疗因骨髓抑制未完成，后予中药口服调理。2个月后继续行第6、7周期"顺铂＋替莫唑胺"化疗。化疗结束后复查头颅MRI，提示左侧颞枕顶叶病灶较前稍缩小，余病灶较前稍增多，总体评估疗效为疾病稳定（SD），考虑治疗有效，于2018年10月予贝伐单抗联合替莫唑胺治疗（贝伐单抗400 mg d0＋替莫唑胺150 mg d1～7，d15～21，每周4次），过程顺利，肿瘤内科医师建议患者继续化疗，但因半个月来患者出现记忆力下降，家属拒绝，为进一步中西医治疗来诊。起病以来精神差，食欲不振，体重减轻4 kg，小便失禁，大便正常。已绝经。

入院查体：体温37℃，心率94次/分，呼吸21次/分，血压142/107 mmHg。神清，精神差，形体适中，被动体位，查体欠合作，双瞳等大等圆，对光反射存在，直径约2.5 mm，双肺呼吸音粗，未闻及干湿啰音，右上肢压痛，右上肢制动，右下肢肌力1级，左侧肢体肌力3级，左上肢及右下肢肌张力升高。双侧巴宾斯基征可疑阳性。记忆力、认知力下降，意识清晰，未发现幻觉、妄想。舌质淡，苔白腻，脉细滑。

辅助检查：白细胞计数3.9×10⁹/L，中性粒细胞绝对值2.5×10⁹/L，血红蛋白 135.0 g/L，血小板 142×10^9/L；纤维蛋白原 4.81 g/L，D-二聚体 1.08 mg/L；肿瘤五项、甲状腺功能五项、肾功能、电解质等未见明显异常。脑电图示重度异常脑电图、脑地形图（广泛慢波增多），建议必要时或定期复查。64 排 CT 胸部平扫检查提示两肺炎症，较前稍增多；右肺上叶前段小结节，较前相仿；两侧少量胸腔积液，较前稍增多；心脏增大，心包少量积液；主动脉、冠状动脉钙化。头颅 MRI 示左侧颞枕顶叶肿瘤术后复查治疗后改变，与 2018 年 7 月 MRI 对比，左侧颞枕顶叶病灶较前稍减少，强化程度较前减低，右侧胼胝体体部、半卵圆中心、放射冠区及背侧丘脑病灶较前稍增多。

西医诊断治疗

1. 西医诊断　恶性肿瘤所致精神障碍。

2. 诊断依据

（1）间变性星型细胞瘤 4 年余。

（2）精神症状：记忆力下降、胡言乱语。

（3）神经系统查体阳性，记忆力、认知力下降。头颅 MRI 示左侧颞枕顶叶肿瘤术后复查治疗后改变，右侧胼胝体体部、半卵圆中心、放射冠区及背侧丘脑病灶较前稍增多。

（4）排除精神活性物质和非成瘾性物质所致精神障碍。

3. 西医鉴别诊断

（1）阿尔茨海默病：起病隐匿，进行性发展的神经系统退行性疾病，临床上以记忆障碍、失语、失用、失认、视空间损害及人格行为改变等表现为特征，病因迄今未明，神经系统查体一般无阳性体征，头颅 MRI 可表现为脑室增大、脑沟增宽、加深等脑萎缩征象，无占位性病变。

（2）抑郁症：有明显的抑郁表现，如心境恶劣、兴趣下降、疲劳无力、注意力难集中等所导致的记忆力减退，排除其他器质性病变，抗抑郁药物治疗有效。

4. 西医治疗

（1）针对原发肿瘤行相关专科治疗。

（2）对患有高血压、糖尿病、营养不良等的患者采取积极治疗措施。

（3）不良的情绪可导致病情加重，需要积极的心理疏导，可以帮助患者学习肿瘤的相关知识、了解治疗方案以及提供情感表达的机会,从而提高治疗依从性,改善长期预后。

中医辨证施治

1. 中医诊断 痴呆(痰浊蒙窍证)。

2. 诊断依据

(1) 记忆力下降,胡言乱语。

(2) 有脑部恶性肿瘤病史。

(3) 排除药物、中毒及躯体器质性病变所致。

3. 中医鉴别诊断

(1) 郁病:郁病由情志不舒,气机郁滞所致,以心情抑郁、情绪不宁、胸部满闷、胁肋胀痛,或易怒易哭,或咽中如有异物梗塞等症为主要临床表现。

(2) 脏躁:好发于妇人,因精神刺激,心脾两虚,心神失养所致,临床表现为悲伤欲哭,但可自制,不会自伤,不伤他人。

4. 中医辨病辨证分析 症见记忆力下降,胡言乱语,精神差,面色晦暗,舌质淡,苔白腻,脉细滑,病属"痴呆"范畴,辨证属痰浊蒙窍。脑脉不通,脑气与脏气不得相接,痰蒙清窍,神明被扰,症见胡言乱语;舌质淡,苔白腻,脉细滑者为痰浊蒙窍之征。病位在脑,与心、肝、脾、肾关系密切,病性属虚实夹杂。

5. 治法方药

治法:健脾化浊,豁痰开窍。

方药:涤痰汤加减。半夏 10 g,茯苓 10 g,陈皮 10 g,枳实 10 g,竹茹 9 g,石菖蒲 10 g,远志 12 g,酸枣仁 10 g,郁金 8 g,甘草 9 g,生姜 5 g。

方解:方中半夏、陈皮、茯苓、枳实、竹茹理气化痰,石菖蒲、远志、郁金开窍化浊,甘草、生姜补中和胃。全方合而有健脾化浊,豁痰开窍之功。临证时如患者脾虚明显,可酌加党参、白术、砂仁等;如头重如裹、哭笑无常、喃喃自语、口多涎沫,可加重陈皮、半夏用量,同时可加用莱菔子、全瓜蒌等化痰之品;如痰浊化热,干扰清窍,加用瓜蒌、黄芩、天竺黄、竹沥等;若伴肝郁化火,灼伤心液,宜用转呆汤加减;若属风痰瘀阻,症见眩晕或头痛,或肢体麻木,脉弦滑,可用半夏白术天麻汤。

病例特点及转归

本例病例特点为：① 中年女性，慢性病程。② 主要症状为记忆力下降、胡言乱语。神清，精神差，双肺呼吸音粗，未闻及干湿啰音，右上肢压痛、制动，右下肢肌力1级，左侧肢体肌力3级，左上肢及右下肢肌张力升高。双侧巴宾斯基征可疑阳性。记忆力、认知力下降。③ 脑电图示重度异常脑电图、脑地形图（广泛慢波增多）。头颅MRI示左侧颞枕顶叶肿瘤术后复查治疗后改变，左侧颞枕顶叶病灶较前稍减少，强化程度较前减低，右侧胼胝体体部、半卵圆中心、放射冠区及背侧丘脑病灶较前稍增多。综合以上，临床考虑恶性肿瘤所致精神障碍。

入院后予完善头颅、胸部及上腹部CT等检查评估病情，患者为间变性星型细胞瘤，予核糖核酸调节免疫，予左乙拉西坦片预防癫痫，利可君片升白细胞，甘露醇脱水降颅压，并予转化糖电解质补充营养；患者诉肩部疼痛，予氨酚羟考酮片止痛，奥美拉唑碳酸氢钠护胃，二便失禁，予插尿管，并监测24小时尿量；患者家属代诉偶有咳嗽咳痰，予宣肺止嗽合剂止咳化痰。中医治疗：予鸦胆子油乳抗癌扶正，中药内服治以健脾化浊，豁痰开窍为法，并配合针灸等中医外治益气扶正。患者出现嗜睡，精神较差，考虑病情较前加重，与患者家属沟通病情，患者为间变性星型细胞瘤综合治疗后复发术后化疗后（WHO Ⅲ级），现病情较前加重，治疗难度大，预后差，下书面病重通知，患者家属表示了解病情，并要求出院，回当地医院继续治疗。

护理

（1）保持病房环境安静舒适，温度适宜，避免噪音和其他刺激，留专人陪护，防止走失。

（2）观察止痛药的止痛效果，发现止痛无效，及时告知医生更改止痛药物。

（3）饮食上给予健脾化浊的食物，如山药粥、莲子羹、黄精麦冬粥、蜂蜜饮等，以增加食欲，调理身体。

病例 29　心脏疾病所致精神障碍

基本情况

一般情况：某男，79 岁，初中文化，已婚，退休。

主诉：反复胸闷、心前区疼痛半个月，伴精神异常 2 日。

现病史：半个月前患者在家看电视时突然出现胸闷、心前区疼痛，程度较剧烈，曾自行服用速效救心丸 10 丸后症状稍改善，但不明显，家属遂呼 120 送至当地医院急诊就诊，查心电图提示 V1～V4 导联 ST 段弓背抬高，急查心肌酶、血清肌钙蛋白，指标均升高，收住心内科住院治疗，诊断为"冠状动脉粥样硬化性心脏病，急性前壁心肌梗死，心功能Ⅲ级"。由于患者年纪大，基础疾病较多，家属不同意行经皮冠状动脉成形术（PCI 术），予抗血小板聚集、调脂、扩张冠状动脉、改善循环等内科保守治疗，症状好转出院。2 日前患者活动后再次出现胸部憋闷不适，心前区疼痛，伴大汗淋漓、乏力，不能缓解，随后出现烦躁、语无伦次、多言多语、强迫、谵妄间断发作等精神症状，伴失眠、拒食，家属再次送至当地医院就诊，查心电图提示Ⅱ、Ⅲ、aVF 导联 ST 段弓背抬高，考虑再发急性下壁心肌梗死，予抗血小板聚集、调脂、扩张冠状动脉等常规保守治疗，精神症状未缓解，转至神经内科继续治疗，病后患者进食差，夜寐不安，大便未解，小便频。有脑梗死、高血压病、高脂血症病史。

入院查体：体温 36.8℃，呼吸 30 次/分，血压 158/89 mmHg。神清，精神差，体型偏胖，双肺呼吸音低，未闻及干湿性啰音。心界不大，未见抬举样搏动，心率 89 次/分，律齐，各瓣膜未闻及明显杂音。腹软，无压痛及反跳痛，肝、脾肋下未触及，双下肢未见浮肿。神经系统检查未见异常。精神状况检查：焦躁不安，定向力正确，自知力不完整。双眉紧皱，语无伦次，多言多语，强迫，心情烦闷,感觉过敏,注意力欠集中,否认幻觉、幻听,否认被害妄想,远近记忆良好,智能初查无异常,暂未发现冲动攻击行为。舌质紫暗,有瘀斑,苔薄黄,脉弦数。

辅助检查: 心肌酶 CK 190 U/L,CK－MB 360 U/L,血清肌钙蛋白 12.1 ng/mL,心电图检查示Ⅱ、Ⅲ、aVF 导联 ST 段弓背抬高,V1～V4 异常 q 波。

西医诊断治疗

1. 西医诊断　心脏疾病所致精神障碍。

2. 诊断依据

(1)在明确的心脏疾病的基础上,伴发精神障碍。

(2)精神症状表现为精神病性症状、情感障碍、神经症样症状及人格改变等,症状波动性大。

(3)排除其他躯体疾病所致精神障碍。

3. 西医鉴别诊断

(1)器质性精神障碍:器质性精神障碍患者也有可能引起精神症状,多伴有意识障碍、智能障碍或记忆障碍,同时可伴有躯体症状或神经系统阳性体征,结合实验室检查的阳性发现,鉴别诊断一般不难。患者无颅内肿瘤、脑脓肿、慢性硬膜下血肿、急性脑梗死等颅内占位性器质性病变,无感染病史。

(2)恐惧症:恐惧症的恐惧对象来自客观现实,如蛇、狗等,患者有回避行为,但无强迫症状,而且避开恐惧对象恐惧感消失。本患者的恐惧对象来源于自身的强迫思维,由于急性心肌梗死出现的胸闷胸痛、濒死感诱发的强迫、谵妄、胡言乱语等症状,与恐惧症不符。

4. 西医治疗

(1)治疗原发心脏疾病,如冠心病宜予扩张冠状动脉、抗血小板聚集、调脂、改善循环等治疗。

(2)控制精神症状,可适当使用抗精神病药,如利培酮及舒必利等以消除谵妄;还可用抗焦虑药,如劳拉西泮、艾司唑仑等消除紧张、恐惧及焦虑。

(3)心理治疗,关心鼓励患者,树立战胜疾病的信心,消除对死亡的恐惧。

中医辨证施治

1. 中医诊断　狂病(瘀血内阻证)。

2. 诊断依据

(1) 情绪躁扰不宁,恼怒多言。

(2) 面色晦滞,胸胁满痛,头痛心悸;或呆滞少语,妄想离奇多端。

3. 中医鉴别诊断　与郁病、痴呆相鉴别。

4. 中医辨病辨证分析　症见反复胸闷,心前区疼痛,伴精神异常,面色晦滞,纳寐差,舌质紫暗,有瘀斑,苔薄黄,脉弦数,病属"狂病"范畴,辨证属瘀血内阻证。气血凝滞,使脑气与脏腑之气不相接续而成,心血内亏,心神失养,故神思恍惚,魂梦颠倒;血少气衰,脾失健运,血不养心,故饮食量少,肢体困乏,心悸易惊;阳明独盛,扰乱心神,神机逆乱,症见突然狂暴无知,言语杂乱,骂詈不避亲疏;舌质紫暗,有瘀斑,苔薄黄,脉弦数为瘀血内阻之征。病位在脑,与肝、脾、肾关系密切,以心神受损为主,病性属实。

5. 治法方药

治法:化瘀通窍,调畅气血。

方药:癫狂梦醒汤加减。桃仁 15 g,柴胡 15 g,香附 15 g,丹参 15 g,红花 10 g,半夏 9 g,陈皮 10 g,青皮 10 g,大黄 8 g,水蛭 10 g,大腹皮 10 g,桑白皮 10 g。

方解:方中重用桃仁活血化瘀,加丹参、红花、水蛭以助活血之力;柴胡、香附理气解郁;青陈皮、大腹皮、桑白皮行气降气;半夏和胃。如有蕴热者,可用木通加黄芩以清之;兼寒者,加干姜、附子助阳温经。

病例特点及转归

本例病例特点为:① 老年男性,急性起病,病程短,明确诊断为冠心病急性下壁心肌梗死。② 主要症状为烦躁、语无伦次、多言多语、强迫、谵妄。③ 既往有脑梗死、高血压病、高脂血症病史。④ 焦躁不安,定向力正确,自知力不完整。双眉紧皱,语无伦次,多言多语,强迫,心情烦闷,感觉过敏,注意力欠集中。⑤ 心肌酶 CK 190 U/L,CK - MB 360 U/L,血清肌钙蛋白12.1 ng/mL,心电图检查示

Ⅱ、Ⅲ、aVF 导联 ST 段弓背抬高，V1～V4 异常 q 波。综合以上，临床考虑心脏疾病所致精神障碍。

　　转入神经内科后，在治疗原发冠心病基础上，给予奋乃静早、晚各 2 mg，联合劳拉西泮睡前 2 mg 口服，治疗 2 日后患者精神症状逐渐好转，要求进食，1 周后精神症状基本消失，继续予奋乃静 1 mg 小剂量维持，患者病情好转。

护理

　　（1）嘱患者卧床休息，协助其日常生活，避免不必要的活动，限制探视，防止情绪激动，遵医嘱予氧气吸入。

　　（2）指导家属正确认识患者的症状，给予患者适当的关心与关注。

　　（3）观察治疗心脏疾病及精神障碍药物的作用及效果，发现异常，及时报告医生予以调整用药。指导患者日常自备心脏急救药物，易取易用。

基本情况

一般情况：某女，65 岁，初中文化，已婚，退休。

主诉：浮肿、尿少 2 个月余，乱语、异常兴奋 2 日。

现病史：2 个月前患者因感冒发烧后逐渐出现尿少，颜面及双下肢浮肿，伴腰酸，时有恶心，全身乏力，病后曾在外院肾病科住院治疗，行肾穿刺活检提示肾间质病变，诊断"肾功能不全失代偿期"，具体用药不详，疗效欠佳，自动要求出院。2 日前患者出现胡言乱语，思维不连贯，极度兴奋，吵闹、躁动，注意力不集中，无法控制，家属送至当地医院急诊就诊，急诊拟"精神异常"收入神经内科病房。入院时症见兴奋吵闹，胡言乱语，躁动不安，冲动异常，瞬时记忆力下降，无法自控，不听劝阻。病后尿少，颜面及双下肢水肿，腰酸，疲倦乏力，恶心，食欲减退，病中无头痛及抽搐史。有 2 型糖尿病病史。病前性格内向、少语，不善交际。有吸烟史数十年。

入院查体：体温 38.5℃，呼吸 24 次/分，血压 118/89 mmHg。神清，精神差，双肺呼吸音粗，未闻及明显干湿性啰音。心界不大，心率 92 次/分，律齐，各瓣膜未闻及明显杂音。腹软，无压痛及反跳痛，肝、脾肋下未触及，双下肢中度浮肿。精神检查：焦躁不安，时间定向不全，自知力不完整。躁动，胡言乱语，兴奋吵闹，冲动激惹，感觉过敏，思维不连贯，注意力欠集中，被害妄想，否认幻觉、幻听，近记忆下降，智能检查不合作。神经系统检查未见异常。舌质紫暗，有瘀斑，苔薄黄，脉弦数。

辅助检查：白细胞计数 10.1×10^9/L，中性粒细胞百分比 80%，血红蛋白 98 g/L；肌酐 549 μmol/L，尿素氮 17 mmol/L，尿酸 521 mmol/L，二氧化碳

结合力 12 mmol/L;电解质:钾 5.2 mmol/L,钠 137 mmol/L,氯 101 mmol/L,钙 1.8 mmol/L;肝功能:总蛋白 64.7 g/L,白蛋白 33.9 g/L;入院随机血糖 12 mmol/L。脑电图示弥漫性慢波,偶见发作样慢波,α 节律抑制。

西医诊断治疗

1. 西医诊断　肾脏疾病所致精神障碍。

2. 诊断依据

(1) 在明确的肾脏疾病的基础上,伴发精神障碍。

(2) 精神症状表现为情绪易激惹、情感障碍、神经症样症状及人格改变等,症状波动性大。

(3) 排除其他躯体疾病所致精神障碍。

3. 西医鉴别诊断　与器质性精神障碍、恐惧症相鉴别。

4. 西医治疗

(1) 积极治疗原发病,防止肾功能衰竭进一步加重而发生尿毒症。注意避免一切诱发因素如感染、外伤、心功能不全及使用肾毒性药物等。控制感染,改善肾功能,加强毒性物质排出。及时处理代谢性酸中毒、纠正水、电解质平衡失调。

(2) 控制精神症状:对兴奋躁动者可予肌注苯二氮䓬类药物如地西泮等,或小剂量使用利培酮等抗精神病药物,但禁用或慎用巴比妥类药物、异丙嗪等以免诱发或加重意识障碍。由于肾功能衰竭时药物排泄受阻,因此精神药物必须用小剂量。

(3) 心理治疗,做好透析前宣教,耐心说明透析的目的、方法、疗效、注意事项和可能发生的问题,减少顾虑,防止恐惧、焦虑不安等情绪。

中医辨证施治

1. 中医诊断　狂病(瘀血内阻证)。

2. 诊断依据

(1) 情绪躁扰不宁,恼怒多言。

(2) 面色晦滞,胸胁满痛,头痛心悸;或呆滞少语,妄想离奇多端。

3. 中医鉴别诊断　与郁病、痴呆相鉴别。

4. 中医辨病辨证分析　症见浮肿、尿少,情绪躁扰不宁,恼怒多言,兴奋吵闹,躁动不安,被害妄想,冲动,面色晦滞,纳寐差,舌质紫暗,有瘀斑,苔薄黄,脉弦数,病属"狂病"范畴,辨证属瘀血内阻证。气血凝滞,使脑气与脏腑之气不相接续而成,心血内亏,心神失养,故神思恍惚,魂梦颠倒;血少气衰,脾失健运,血不养心,故饮食量少;阳明独盛,扰乱心神,神机逆乱,症见突然狂暴无知,言语杂乱;舌质紫暗,有瘀斑,苔薄黄,脉弦数为瘀血内阻之征。病位在脑,与肝、脾、肾关系密切,以心神受损为主,病性属实。

5. 治法方药

治法:化瘀通窍,调畅气血。

方药:癫狂梦醒汤加减。桃仁 15 g,柴胡 15 g,香附 15 g,丹参 15 g,红花 10 g,半夏 9 g,陈皮 10 g,青皮 10 g,大黄 8 g,水蛭 10 g,大腹皮 10 g,桑白皮 10 g。

方解:方中重用桃仁活血化瘀,加丹参、红花、水蛭以助活血之力;柴胡、香附理气解郁;青陈皮、大腹皮、桑白皮行气降气;半夏和胃。如有蕴热者,可用木通加黄芩以清之;兼寒者,加干姜、附子助阳温经。

病例特点及转归

本例病例特点为:① 老年女性,明确诊断为肾功能不全失代偿期。② 主要症状为胡言乱语,兴奋吵闹,躁动不安,被害妄想,冲动,伴发热。③ 既往有 2 型糖尿病病史。④ 焦躁不安,时间定向不全,自知力不完整,躁动,胡言乱语,兴奋吵闹,冲动激惹,感觉过敏,思维不连贯,注意力欠集中,被害妄想,近记忆下降,智能检查不合作。⑤ 白细胞计数 10.1×10^9/L,中性粒细胞百分比 80%,血红蛋白 98 g/L;肌酐 549 μmol/L,尿素氮 17 mmol/L,尿酸 521 mmol/L,二氧化碳结合力 12 mmol/L;电解质:钾 5.2 mmol/L,钠 137 mmol/L,氯 101 mmol/L,钙 1.8 mmol/L;肝功能:总蛋白 64.7 g/L,白蛋白 33.9 g/L;入院随机血糖 12 mmol/L。脑电图示弥漫性慢波,偶见发作样慢波,α 节律抑制。综合以上,临床考虑肾脏疾病所致精神障碍。

在治疗原发肾脏病基础上,给予地西泮 10 mg 肌注,联合利培酮 0.5 mg/日口服,同时予抗感染、维持水电解质平衡、纠正酸中毒等对症治疗。

患者感染得以控制,体温正常,治疗 3 日后兴奋躁动、乱语等精神症状逐渐好转,情绪思维较前好转,被害妄想消失,病情好转出院。

护理

(1) 加强安全管理工作,清除所有危险物品,创造舒适的安全的病房环境。密切观察患者病情,必要时设专人护理,严禁患者单独活动或独处,防止患者在精神症状影响下产生出走、冲动、自伤行为。

(2) 取舒适体位,水肿严重时取半卧位,适当抬高下肢,以减轻症状。

(3) 饮食上予利水去湿食物,如赤豆、薏苡仁等。

病例 31　肝脏疾病所致精神障碍

基本情况

一般情况：黄某，男，42 岁，初中文化，农民。

主诉：腹胀、乏力、双下肢水肿 6 个月，胡言乱语 1 周。

现病史：患者 6 个月前逐渐出现腹胀，全身乏力，食欲差，时常觉恶心，伴皮肤黄，尿黄。至当地医院住院治疗，考虑"肝硬化失代偿期"，予护肝退黄、利尿、抗感染对症治疗，症状好转出院。2 个月前上症加重，反应迟钝，简单计算能力下降，伴有扑翼样震颤，再次住院治疗，考虑"肝性脑病"，予对症治疗，精神症状好转出院，出院后仍有食欲差，恶心，腹胀等表现。1 周前出现烦躁，胡言乱语，不能正常对答，无意识障碍，无肢体偏瘫，至当地住院治疗（具体用药不详）2 日未见好转，转至我科治疗。既往有肝硬化病史 2 年。有饮酒病史 20 年，250 mL/日，戒酒 2 年。

入院查体：体温 36.3℃，心率 86 次/分，呼吸 20 次/分，血压 136/82 mmHg。全身皮肤及巩膜黄染，腹部平软，全腹部无压痛及反跳痛，肝肋下未及，脾脏肋下 2 横指，双下肢明显水肿，腹水征阳性。烦躁，胡言乱语，不能回答问题，暂未发现冲动攻击行为。舌质淡胖，苔白滑，脉弦沉。

辅助检查：谷丙转氨酶 115 μmmol/L，谷草转氨酶 108 μmmol/L，白蛋白 26 g/L；电解质钠 105 mmol/L，钾 3.0 mmol/L；血常规、肾功能、凝血功能、甲状腺功能、心脏标志物联合检测、心肌酶谱、肿瘤标志物测定等均未见明显异常。心电图检查示窦性心律，大致正常心电图。头颅 CT 未见异常。腹部彩超示肝硬化，腹水。

西医诊断治疗

1. 西医诊断　肝脏疾病所致精神障碍。

2. 诊断依据

（1）患者既往有饮酒病史，有肝硬化病史2年，有腹胀、皮肤巩膜黄染、纳差等表现，体检示全身皮肤及巩膜黄染，肝肋下未及，脾脏肋下2横指，双下肢明显水肿，腹水征阳性。腹部彩超提示肝硬化腹水，结合病史及检查肝硬化失代偿期诊断明确。

（2）有精神症状，烦躁，胡言乱语，不能回答问题，排除肝性脑病。

（3）排除药物及非成瘾性物质所致精神障碍。

3. 西医鉴别诊断

（1）肝性脑病：肝性脑病主要临床表现为意识障碍、行为失常、昏迷，有急性及慢性脑病之分。急性肝性脑病以意识障碍为主，疾病早期可有轻躁狂状态，晚期可出现遗忘甚至痴呆，神经症状多发生在精神症状后，可伴有构音障碍，扑翼样震颤以及病理反射。慢性肝性脑病可有人格及智能改变。根据临床表现和精神障碍可鉴别。

（2）情感性障碍：急性起病，且表现为兴奋话多的精神分裂症患者，需与躁狂鉴别。躁狂症患者的情感感受高涨生动、有感染力，情感反应和思维内容与周围环境一致，病程具有间歇发作的特点。而精神分裂症患者虽然言语动作增多，但情感不是高涨，而是与环境不协调，无感染力。表现为木僵的精神分裂症患者需与抑郁症鉴别，抑郁症患者的精神运动抑制也可达亚木僵甚至木僵的程度，但情感是低落而不是淡漠，话虽少但切题，且会流露忧伤的情绪。

4. 西医治疗

（1）患者电解质紊乱，首先予纠正电解质治疗，抗精神病药物示电解质纠正后临床表现而定。

（2）积极治疗原发病肝硬化。

中医辨证施治

1. 中医诊断　鼓胀（脾肾阳虚证）。

2.诊断依据

（1）腹大胀满，形如蛙状，面色苍黄，脘闷纳呆，神倦乏力，下肢水肿，舌质淡胖，苔白滑，脉弦沉。

（2）患者既往有饮酒病史，有肝硬化病史 2 年，有腹胀、皮肤巩膜黄染、纳差等表现，近期烦躁，胡言乱语，不能回答问题。

3.中医鉴别诊断

（1）郁病：郁病由情志不舒，气机郁滞所致，以心情抑郁、情绪不宁、胸部满闷、胁肋胀痛，或易怒易哭，或咽中如有异物梗塞等症为主要临床表现。

（2）水肿：各类水肿类病变，以面睑肢体浮肿为主，腹部一般不鼓胀，更无青筋显露。

4.中医辨病辨证分析　症见腹胀，乏力，尿黄、皮肤黄染，双下肢水肿，腹大胀满，形如蛙状，精神烦躁，胡言乱语，不能正常交流，面色苍黄，脘闷纳呆，神倦乏力，舌质淡胖，苔白滑，脉弦沉，病属"鼓胀"范畴，辨证属脾肾阳虚证。长期饮酒，肝病日久，或阻碍气血水液运行，脾失健运，故饮食量少，肢体困乏，腹大胀满；脾肾阳虚，扰乱心神，神机逆乱，症见烦躁，言语杂乱；舌质淡体胖，有齿痕，脉弦沉无力，为脾肾阳虚证，气血俱衰之征。病位在脑，与肝、脾、肾关系密切，以心神受损为主，病性属虚。

5.治法方药

治法：温补脾肾，化气行水。

方药：附子理中丸合五苓散、剂生肾气丸加减。附子 10 g，干姜 6 g，党参 15 g，白术 10 g，猪苓 9 g，茯苓 9 g，泽泻 9 g，桂枝 12 g，熟地 10 g，山茱萸 10 g，山药 10 g，牛膝 12 g，丹皮 10 g。

方解：附子、干姜温中散寒；党参、白术补气健脾除湿；猪苓、茯苓、泽泻淡渗利尿；桂枝辛温通阳化气；附子温补肾阳，化气行水；熟地、山茱萸、山药、牛膝滋肾填精；茯苓、泽泻利尿消肿；丹皮活血化瘀。食后腹胀，可加黄芪、山药、薏苡仁、白扁豆。

▌病例特点及转归

本例病例特点为：① 男性，有饮酒病史，慢性病程，肝硬化失代偿期半年病程。② 主要症状为肝硬化失代偿期表现，腹胀，食欲差，尿黄，皮肤黄染，精神症状表现为烦躁,胡言乱语,不能正常交流。③ 接触被动,目光警惕,意识清晰,反应稍显迟钝,自知力不完整。烦躁,胡言乱语,不能正常交流。④ 谷丙转氨酶 115 μmmol/L,谷草转氨酶 108 μmmol/L,白蛋白 26 g/L;电解质钠 105 mmol/L,钾 3.0 mmol/L,腹部彩超示肝硬化,腹水。综合以上,临床考虑肝硬化失代偿所致精神障碍。

入院后予纠正电解质、护肝退黄、利尿、抗感染对症治疗。随着 Na^+ 恢复正常,入院后第 5 日精神症状好转,能言语,无烦躁,思维清晰,能与人正常交流,神志精神较好转,复查血氨正常,肝功能渐恢复,另配合针灸及康复锻炼等治疗。鉴于患者精神症状好转,考虑精神症状为肝硬化腹水后低钠血症代谢紊乱所致的精神障碍,暂时不予抗精神病药物治疗,继续护肝、利尿、抗感染对症治疗。住院 2 周,精神症状未再发,家属要求出院,出院时精神正常。

护理

(1) 应卧床休息,保持舒适的体位,轻度腹水时,尽量采取平卧位,抬高下肢,以减轻水肿。大量腹水时,卧床时尽量采取半卧位。经常变换体位,防止压疮的发生。

(2) 饮食以营养丰富、易消化的食物为宜。适当控制饮水量,腹水严重者,应严格控制水钠盐的摄入,每日饮水量一般不超过 1 000 mL,食盐控制在每日 2 g 以下。肝昏迷或血氨高时应给低蛋白质饮食。使用利水剂后,适当多食含钾量高的食物,如蘑菇、香蕉等。

病例 32 ▶ 肺病所致精神障碍

基本情况

一般情况：某男，72岁，大学文化，已婚，退休在家。

主诉：活动后胸闷气喘，咳嗽咳痰 15 年，加重伴精神异常 2 周。

现病史：患者家属代诉，患者 15 年来反复出现气喘，呼吸困难，咳嗽咳痰等症状，多以受凉为诱发因素，无明显的季节性，曾在多家医院反复住院治疗，诊断为"慢性阻塞性肺疾病"。2 周前因受凉感冒，病情加重，夜间咳嗽频繁，胸闷气喘加重，活动耐力降低，伴呼吸困难，精神异常，神志淡漠，时有胡言乱语，幻觉，口唇、皮肤发绀，面色潮红，二便正常。有高血压病史 30 年，收缩压最高达 190/100 mmHg，自服用降压药（硝苯地平缓释片和培哚普利片），血压控制不理想。

入院查体：体温 37.7℃，心率 92 次/分，呼吸 22 次/分，血压 182/91 mmHg。无颈静脉怒张，桶状胸，叩诊呈过清音，双肺可闻干湿性啰音及喘鸣音，心脏略大，腹软，肝、脾未触肿大，双下肢无水肿。神经系统检查：意识欠清，反应迟钝，理解力、定向力检查不配合。言语低微，胡言乱语，有幻觉。四肢肌力粗测可，肌张力不高，各关节腱反射存在，深浅感觉检查不配合，病理征未引出，脑膜刺激征阴性。舌苔白腻，舌质暗红，脉细数。

辅助检查：白细胞计数 12.8×10^9/L，中性粒细胞 82%；痰培养（－）。血气分析：pH 7.39，PO_2 54 mmHg，PCO_2 60 mmHg；肺通气试验检查结果示严重弥漫性通气功能障碍；肺部 CT 示双肺纹理增粗，肺气肿，左上肺纤维增殖病灶；头颅磁共振示双侧脑室慢性脑缺血，脑萎缩。心电图示窦性心律，ST－T 改变。

西医诊断治疗

1.西医诊断　慢性阻塞性肺疾病所致精神障碍,慢性阻塞性肺疾病急性加重期,Ⅰ度呼吸衰竭,高血压3级。

2.诊断依据

(1)症状标准:咳嗽,胸闷气喘,活动耐力降低,伴呼吸困难,精神异常,神志淡漠,时有胡言乱语,幻觉。

(2)程度标准:呼吸困难,精神异常,胡言乱语,幻觉。

(3)时间标准:活动后胸闷气喘,咳嗽咳痰15年,精神异常2周。

(4)排除器质性精神病、精神活性物质和非成瘾性物质所致精神障碍。

3.西医鉴别诊断

(1)脑动脉硬化症:两者均多见于老年人,脑动脉硬化症常有高血压、糖尿病史,较长时间动作反应迟钝,脑CT常有脑萎缩表现。肺性脑病患者是在原有疾病基础上出现缺氧、二氧化碳潴留后产生神经精神症状。

(2)感染中毒性脑病:神经系统的表现与感染中毒表现相平行,常伴有脑膜刺激征、颅压高,感染控制后,神经症状随之好转。

(3)电解质紊乱:常伴有低钠、低钾、低镁、低氯血症,当电解质紊乱得以纠正后神经症状消失。

4.西医治疗

(1)抗感染、平喘、改善通气,适当小剂量药物抗精神病症状等处理。

(2)机械排痰,持续低流量吸氧。

(3)风险评估:患者病情危重,随时都有呼吸心跳停止的可能。

中医辨证施治

1.中医诊断　肺胀(痰蒙神窍证)。

2.诊断依据

(1)咳嗽,胸闷气喘,活动耐力降低,伴呼吸困难,精神异常,神志淡漠,时有胡言乱语,幻觉。

(2)无特殊家族史,或脑外伤史。有长期慢性喘咳病史及反复发作史,现有精神症状出现。

（3）排除药物、中毒及躯体器质性病变所致。

3. 中医鉴别诊断

（1）哮病：是一种发作性的痰鸣气喘疾患，常突然发病，迅速缓解，且以夜间发作多见。肺胀是包括哮病在内的多种慢性肺系疾病后期转归而成的，每次因外感诱发逐渐加重，经治疗后逐渐缓解，发作时痰瘀阻痹的症状较明显，两病有显著的不同。

（2）喘病：以呼吸困难为主要表现，可见于多种急慢性疾病的过程中，常为某些疾病的重要主症和治疗的重点。肺胀由多种慢性肺系疾病迁延不愈发展而来，喘咳上气仅是肺胀的一个症状。

4. 中医辨病辨证分析　症见活动后胸闷气喘，咳嗽咳痰，活动耐力降低，伴呼吸困难，精神异常，神志淡漠，时有胡言乱语，幻觉，口唇、皮肤发绀，面色潮红，舌苔白腻，舌质暗红，脉细数，病属"肺胀"范畴，辨证属痰蒙神窍。年老体虚，久病肺气虚损，气不布津，津液凝聚为痰，痰浊潴留，伏于肺间，肺气壅滞，久则气还肺间，肺气胀满，不能敛降，而成肺胀；痰浊蒙蔽清窍，故出现神志不清，胡言乱语等。病位在肺、脑，病性属本虚标实。

5. 治法方药

治法：豁痰开窍安神。

方药：涤痰汤加减。半夏 20 g，茯苓 20 g，橘红 15 g，竹茹 15 g，枳实 15 g，石菖蒲 10 g，郁金 10 g，远志 15 g，葶苈子 10 g，天竺黄 15 g，竹沥 20 g，丹参 30 g，甘草 10 g。

方解：茯苓、甘草补心益脾而泻火；石菖蒲开窍通心，枳实破痰利膈，竹茹清燥开郁，使痰消火降，半夏燥湿化痰；茯苓利水渗湿，健脾安神；远志、郁金清心安神，丹参活血通络。诸药合用起到豁痰开窍安神的作用。

病例特点及转归

本例病例特点为：① 老年男性，慢性病程，症状反复发作。② 主要症状为咳嗽，胸闷气喘，活动耐力降低，伴呼吸困难，精神异常，神志淡漠，时有胡言乱语，幻觉，口唇、皮肤发绀，面色潮红。③ 既往有高血压病，有长期吸烟及饮酒史。④ 意识欠清，反应迟钝，理解力、定向力检查不配合。言语低微，胡言乱语，有幻觉。⑤ 白细胞计数 12.8×10^9/L，中性粒细胞 82%。血气分析：pH 7.39，PO_2 54 mmHg，PCO_2 60 mmHg；肺通气试验检查结果示严重弥漫性通气功能障碍；肺部 CT 示双肺纹理增粗，肺气肿，左上肺纤维增殖病灶；头颅磁共振示双侧脑室慢性脑缺血，脑萎缩。综合以上，临床考虑慢性阻塞性肺疾病所致精神障碍。

入院后，机械通气，无创呼吸机辅助通气，氨茶碱 0.5 g 放在 5%葡萄糖液 250～500 mL 中静点并口服氨茶碱控释片(舒弗美)0.2 g/次，2 次/日；地塞米松静滴 20 mg/次，1 次/日；沐舒 60 mg/次，3 次/日；奥氮平 2.5 mg/次，2 次/日。10 日后患者情况好转，意识逐渐改善，嗜睡时间缩短，可简单交流，胸闷气喘症状缓解，咳嗽咳痰明显减少。其间血尿便常规、肝肾功能、血脂、凝血功能水平逐渐恢复正常。20 日时家属和患者均要求出院，医师评估后同意出院，并嘱咐出院后的注意事项。避免过度活动、按时吃药，到我科门诊及呼吸科门诊定期随诊。

护理

(1) 患者绝对卧床休息，有呼吸困难症状取半卧位，保持呼吸道通畅，必要时吸痰。

(2) 遵医嘱予持续低流量、低浓度给氧，氧流量 1～2 L/分钟，浓度25%～29%。

(3) 指导患者在病情缓解期进行呼吸功能锻炼，如腹式呼吸、缩唇呼吸等，改善呼吸功能。

病例 33 ▷ 系统性红斑狼疮所致精神障碍

基本情况

一般情况：黄某，53岁，大学文化，已婚，工人。

主诉：系统性红斑狼疮1年，精神行为异常3日，发热1日。

现病史：患者自述入院前1年无明显诱因出现发热，曾住院治疗，经相关检查考虑诊断为"系统性红斑狼疮"，予泼尼松等治疗后病情好转，出院后一直服用泼尼松维持治疗。规律服药并逐渐减量至7.5 mg/次，1次/日，时有腹痛，关节酸痛，伴有头痛，无黏液脓血便，无发热、头晕、头痛症状。3日前患者出现精神行为异常，认为"有人要伤害我""总有人在监视我"，有时对着空气说话，并对天空指手画脚等。家人发现其病情加重带患者到我院复诊，检查提示脑部有器质性病变，请脑病科会诊，建议手术治疗，患者不同意，要求出院，建议到上一级医院进一步诊治。出院后自服中药治疗，并继续服用泼尼松等治疗，病情尚稳定。1日前出现发热（具体体温不详），未予特殊处理，伴有犹豫烦躁，注意力不集中，思维不清晰，抑郁胆小，颜面部见蝶形红斑，边界欠清晰，略高出表皮，表面无水泡、脓点、渗液等。未予特殊处理，症状未见明显好转，为进一步治疗而来我院就诊，门诊拟"系统性红斑狼疮"收住我科。病后精神、食欲、睡眠差，二便尚正常，体重未见明显减轻。既往甲状腺功能减退、慢性胃炎病史，自行口服药物治疗，病情平稳。对甲硝唑、氨苄西林过敏。

入院查体：体温38.5℃，心率80次/分，呼吸22次/分，血压114/82 mmHg。面部蝶形红斑，注意力不集中，思维散漫，理解力稍差，计算力、远近记忆欠配合，反应稍显迟钝，定向力正确，自知力不完整。情绪低落，闷闷不乐，无愉快感，兴趣减退，精力减退。暂未发现冲动攻击行为。躯体及神经系统检查未见异常。舌质淡,苔薄白,脉细弱无力。

辅助检查: 血常规、超敏 C 反应蛋白、血生化、电解质、凝血功能、甲状腺功能、心脏标志物联合检测、心肌酶谱、肿瘤标志物测定等均未见明显异常。头颅 MRI 示双侧额叶、左侧顶叶、双侧枕叶腔隙性脑梗死。考虑狼疮性脑病。

西医诊断治疗

1. 西医诊断　系统性红斑狼疮所致精神障碍。

2. 诊断依据

(1) 症状标准:精神行为异常。

(2) 程度标准:自知力不存在,社会功能受损。

(3) 时间标准:系统性红斑狼疮 1 年,精神行为异常 3 日,发热 1 日。

(4) 既往有系统性红斑狼疮病史,排除精神活性物质和非成瘾性物质所致精神障碍。

3. 西医鉴别诊断　与其他器质性精神障碍、情感性障碍相鉴别。

4. 西医治疗

(1) 激素冲击治疗。

(2) 脱水。

(3) 抗感染。

(4) 适当镇静。

(5) 行血液透析治疗。

(6) 使用免疫抑制剂。

中医辨证施治

1. 中医诊断　癫病(心脾两虚证)。

2. 诊断依据

(1) 发热,犹豫烦躁,注意力不集中,思维不清晰,伴有颜面部蝶形红斑,边界欠清晰,略高出表皮,表面无水泡、脓点、渗液等。

(2) 有系统性红斑狼疮病史。

(3) 排除药物、中毒及精神病变所致。

3. **中医鉴别诊断**　与郁病、痴呆相鉴别。

4. **中医辨病辨证分析**　症见犹豫烦躁，注意力不集中，思维不清晰，面色萎黄，舌质淡，苔薄白，脉细弱无力，病属"癫病"范畴，辨证属心脾两虚证。久病气血耗伤为主，加之思虑不遂，脾失健运，心血内亏，心神失养，故注意力不集中，思维不清晰；血少气衰，脾失健运，血不养心，故面色萎黄；郁久化热盛，扰乱心神，神机逆乱，症见犹豫烦躁；舌质淡，脉细弱无力为心脾两虚，气血俱衰之征。病位在脑，与心、脾关系密切，以心神受损为主，病性属虚。

5. **治法方药**

治法：益气健脾，养血安神。

方药：养心汤加减。黄芪 30 g，茯苓 30 g，当归 30 g，川芎 30 g，炙甘草 3 g，柏子仁 8 g，酸枣仁 8 g，远志 8 g，五味子 8 g，人参 8 g，肉桂 3 g。

方解：方中人参、黄芪、甘草补脾益气；当归、川芎养心血；茯苓、远志、柏子仁、酸枣仁、五味子宁心神；更有肉桂引药入心，以奏养心安神之功。全方合而有益气健脾，养血安神之功。临证时如患者眩晕明显，可酌加钩藤、菊花以平肝息风；如瘀血明显，可加桃仁、赤芍、当归以活血化瘀；如烦躁不安，舌苔黄腻，脉滑数，可加黄芩、栀子以清热泻火；如有痰热，痰火上扰心神，则言语杂乱，骂詈不避亲疏，大便不通等，可予温胆汤合半夏、竹茹、瓜蒌加减。

病例特点及转归

本例病例特点为：① 中年女性，病程 1 年。② 主要症状为精神行为异常。③ 系统性红斑狼疮病史，服用泼尼松治疗。④ 注意力不集中，思维不清晰，理解力稍差，计算力、远近记忆欠配合，反应稍显迟钝，定向力正确，自知力不完整。情绪低落，闷闷不乐，无愉快感，兴趣减退，精力减退。⑤ 头颅 MRI 示双侧额叶、左侧顶叶、双侧枕叶腔隙性脑梗死。综合以上，临床考虑系统性红斑狼疮所致精神障碍。

入院后给甲基泼尼松龙 500 mg 冲击，脱水及抗感染镇静等治疗（因经济困难未使用白蛋白），无好转，行血液透析治疗，每日透析脱水 1 次后，3 日后神志清楚，3 周后停止透析，头颅 CT 复查，双侧顶叶高密度病灶已吸收，双侧顶叶小片状低密度影存留。出院后泼尼松 60 mg 口服逐渐减量。随访至今病情稳定。避免情绪激动、过度劳累，门诊定期随诊。

护理

（1）病室温、湿度适宜，病床清洁舒适，外出做好防晒措施，避免日光照射。

（2）保持皮肤清洁卫生，忌用碱性肥皂、化妆品等化学刺激物。不可洗热水浴、蒸汽浴。

（3）当患者出现精神障碍、神经损害时，由专人护理，移走室内潜在的危险物品，减少环境刺激，防止意外事件发生。

（4）指导患者调整生活习惯，保持正向情绪，有助于缓解病情。

病例 34 ▶ 甲状腺功能亢进所致精神障碍

基本情况

一般情况：某女，34 岁，大学文化，已婚，企业文职人员。

主诉：心慌、多食、易饥、消瘦 6 个月，乱语 2 周。

现病史：患者 6 个月前无诱因出现心慌、多食、易饥、消瘦伴多汗，6 个月来体重减轻 10 kg，曾予中药治疗（具体用药不祥），症状未见明显好转。2 周前出现失眠，表现为入睡困难，易醒，害怕，有时不敢独处，出现乱语，喜欢重复别人的话语，喋喋不休，不知所语，坐立不安，无毁物、伤人、自伤行为。1 周前家属曾带其至某医院就诊，具体诊疗不详，患者不接受治疗，乱语时好时坏，好的时候能正常交流，但经常出现乱语，喋喋不休，遂由家属带至我科就诊收入院。近半年来月经不规则，经量偏少，无痛经。

入院查体：体温 36.3℃，呼吸 20 次/分，血压 120/75 mmHg。形体消瘦，头发凌乱，衣衫不整，乱语，答非所问，不知所语，喋喋不休，坐立不安，神经系统检查不配合。甲状腺Ⅱ度肿大，肺、腹（-），心率 110 次/分，律齐，各瓣膜听诊未闻及杂音。舌质红，苔薄黄，脉弦数。

辅助检查：血常规、糖化血红蛋白、血生化、电解质、凝血功能、心脏标志物联合检测、心肌酶谱、肿瘤标志物测定等均未见明显异常。甲状腺功能：FT3 50.37 pmol/L，FT4 141.8 pmol/L，TT3 9 nmol/L，TT4 325.2 nmol/L，TSH 0.6 mu/L，随机血糖 6.0 mmol/L。心电图检查示窦性心动过速。甲状腺彩超示双侧甲状腺弥撒性肿大。头颅磁共振检查未见异常。

西医诊断治疗

1. 西医诊断　甲状腺功能亢进所致精神障碍。

2. 诊断依据

（1）有甲状腺功能亢进诊断证据：多食、易饥、消瘦伴多汗，心悸，体重减轻。结合实验室检查 FT3、FT4 升高，TSH 降低以及辅助检查双侧甲状腺弥撒性肿大。

（2）患者精神症状不典型，不能构成任何一种功能障碍性精神病诊断。

（3）甲状腺功能亢进及精神症状有先后顺序，先有高代谢综合症状，后有精神症状。

（4）排除器质性精神病、精神活性物质和非成瘾性物质所致精神障碍。

3. 西医鉴别诊断

（1）器质性精神障碍：器质性精神障碍患者也有可能引起精神症状，多伴有意识障碍、智能障碍或记忆障碍，同时可伴有躯体症状或神经系统阳性体征，结合实验室检查的阳性发现，鉴别诊断一般不难。患者无颅内肿瘤、脑脓肿、慢性硬膜下血肿、急性脑梗死等颅内占位性器质性病变，无感染病史。

（2）糖尿病所致精神障碍：有多食、消瘦等症状，与糖尿病所致精神障碍的症状有重叠，但本患者血糖、糖化血红蛋白正常，可排除。

4. 西医治疗

（1）甲状腺功能亢进治疗，即通过药物、放射碘以及手术尽快使甲状腺功能恢复正常。

（2）抗精神病药物的个体治疗，抗精神病药物治疗需小剂量，控制症状后可逐渐减量至停药，不需长程使用。

（3）持续争取家庭与社会支持，提高治疗依从性，改善长期预后。

中医辨证施治

1. 中医诊断　心悸（心肝郁热证）。

2. 诊断依据　心悸，汗多，体重下降，失眠，舌质红，苔薄黄，脉弦数。

3. 中医鉴别诊断　与真心痛相鉴别。

真心痛以心前区或胸骨后刺痛,牵及肩胛两背为主症,并常伴较突出的心悸症状,脉或数,或迟,或脉律不齐,常因劳累、感寒、饱餐、情绪波动等而诱发,多呈短暂发作,但甚者心痛剧烈不止,唇甲发绀或手足青冷至节,呼吸急促,大汗淋漓,脉微欲绝,直到晕厥,病情危笃。

4. 中医辨病辨证分析　症见心慌,多食易饥,乱语,面色稍暗,汗多,体重下降,失眠,舌质红,苔薄黄,脉弦数,病属"心悸"范畴,辨证属心肝郁热证。患者久病,心血内亏,血不养心,心神失养,故心悸易惊;郁热内盛,扰乱心神,神机逆乱,症见言语杂乱;舌质红,苔薄黄,脉弦数者为心肝郁热证之征。

5. 治法方药

治法:清透郁热,调理心肝。

方药:泻心汤、四逆散及酸枣仁汤合剂加减。黄连 10 g,黄芩 10 g,大黄 6 g,柴胡 12 g,白芍 12 g,枳实 12 g,炙甘草 6 g,茯苓 9 g,川芎 9 g,知母 6 g,酸枣仁 20 g。

方解:方中黄连、黄芩苦寒,泻心火,清邪热,除邪以安正,以大黄之苦寒通降止其血,使血止而不留瘀;柴胡疏肝解郁,芍药养血敛阴,枳实行气散结,以增强疏解气机之效;炙甘草缓解和中,调和诸药;酸枣仁、知母、川芎养心血,宁心神,以奏养心安神之功。全方合用以奏其效。如心火明显,可酌加琥珀、朱砂,以清热泻火,重镇安神;如瘀血明显,可加桃仁、赤芍、当归以活血化瘀;如有痰热,痰火上扰心神,则言语杂乱,骂詈不避亲疏,大便不通等,可予温胆汤合半夏、竹茹、瓜蒌加减。

病例特点及转归

本例病例特点为:① 青年女性,病程半年多,未正规治疗。② 主要症状为心慌、多食、易饥、消瘦伴多汗,体重减轻,入睡困难,易醒,害怕,有时不敢独处,出现乱语,喜欢重复别人的话语,喋喋不休,不知所语,坐立不安。③ 甲状腺功能:FT3 50.37 pmol/L,FT4 141.8 pmol/L,TT3 9 nmol/L,TT4 325.2 nmol/L,TSH 0.6 mu/L,甲状腺彩超示双侧甲状腺弥撒性肿大。综合以上,临床考虑甲状腺功能亢进所致精神障碍。

给予甲巯咪唑 45 mg/日,舒必利 200 mg/日,奥氮平 2.5 mg/次,1 次/晚,另配合针灸及康复锻炼等治疗。1 周后乱语症状减少,1 个月后症状显著好转,半年随访躯体症状改善,精神症状消失。

护理

（1）保持病室安静,室温宜偏低,通风,凉爽,睡眠时光线宜暗,薄衣薄被。

（2）护士应向患者及家属解释患者病情,提高他们的疾病认知水平,避免情绪刺激。

（3）饮食以高热量、蛋白质、高维生素及矿物质为原则,主食足量,增加奶类、蛋类、瘦肉类摄入量,补充新鲜水果和蔬菜,忌食辛辣刺激之品,以防耗阴助热。

（4）每日饮 2 000～3 000 mL 水,以补充出汗、呼吸增快等丢失的水分。

甲状腺功能减退所致精神障碍

基本情况

一般情况：某女，42岁，小学文化，已婚，务农。

主诉：颈前肿大5年，乏力、记忆力下降1个月余。

现病史：患者自诉5年前无明显诱因下颈前肿大，无疼痛，无呼吸不畅，曾至外院就诊，诊断为"甲状腺功能减退症"，规律服用左甲状腺素钠片1片/次，1次/日治疗，自诉未见明显不适。1个月前无明显诱因下开始出现双下肢乏力，活动后加重，无畏冷、心悸、胸闷等症，记忆力减退，以近事记忆力下降为主，定向力、计算力减退，注意力难以集中，懒言少语，思维迟缓，入睡困难，无意识障碍，无四肢抽搐，无不自主运动等不适。精神可，食欲不振，睡眠差，大小便正常，体重无明显变化。有青霉素过敏史。

入院查体：体温36.2℃，心率77次/分，呼吸20次/分，血压128/85 mmHg。神清，精神可，甲状腺Ⅱ度肿大，未触及明显震颤，未见包块，双肺呼吸音清，未闻及啰音，心律齐，心音正常，未闻及杂音，腹部查体无异常。双下肢黏液性水肿，神经系统查体生理反射存在，病理征未引出。记忆力减退，近期记忆力减退为主，注意力、定向力、计算力差，懒言少语，思维迟缓。智能初查无异常。舌淡，苔薄白，脉弦。

辅助检查：抗甲状腺过氧化物酶抗体＞1 000.00 IU/mL，抗甲状腺球蛋白抗体109.89 IU/mL；甲状腺功能五项、肝功能、尿常规、大便常规、肿瘤五项、血脂、感染性四项、甲状旁腺激素、血常规、凝血功能、电解质、肾功能未见明显异常。心电图示窦性心律，正常范围心电图。汉密尔顿抑郁量表示可能为轻度抑郁，汉密尔顿焦虑量表示没有焦虑症状。甲状腺彩超示甲状腺增大，腺体回声增粗,分布不均,考虑甲状腺弥漫性病变。脑电图示轻度异常脑电图、脑地形图(慢波稍增多)。MRI 头颅平扫示中脑腔隙灶,右侧上颌窦黏膜囊肿。

西医诊断治疗

1. 西医诊断　甲状腺功能减退所致精神障碍。

2. 诊断依据

(1) 症状:记忆力减退,以近事记忆力下降为主,定向力、计算力减退,注意力难以集中,懒言少语,思维迟缓,入睡困难。

(2) 抗甲状腺过氧化物酶抗体、抗甲状腺球蛋白抗体均升高。甲状腺增大,腺体回声增粗,分布不均。轻度异常脑电图、脑地形图(慢波稍增多)。

(3) 排除器质性精神病、精神活性物质和非成瘾性物质所致记忆力减退。

3. 西医鉴别诊断

(1) 自身免疫性脑炎:自身免疫性脑炎为一类自身免疫性疾病,临床常表现为突发的精神行为异常,起病前常有发热、感冒病史。脑电图可见双侧大脑半球弥漫性慢波,头颅 MRI 有时可见病灶。

(2) 抑郁症:有明显的抑郁表现,如心境恶劣、兴趣下降、疲劳无力、注意力难集中等所导致的记忆力减退,排除其他器质性病变,抗抑郁药物治疗有效。

4. 西医治疗

(1) 甲状腺本身的治疗:通过药物促进甲状腺功能的恢复,激素替代疗法是终身性的,如左甲状腺素钠,应据临床症状及 TSH 水平调整用药剂量。

(2) 精神药物治疗:精神药物的使用应注意把握剂量,较功能性精神病来说用量偏少,对于镇静作用过强、剂量过大的精神药物应尽量避免使用。

(3) 注意防治并发症:如骨髓功能抑制、胃酸缺乏、贫血等。

中医辨证施治

1. 中医诊断　瘿病(气郁痰阻证)。

2. 诊断依据

(1) 颈前肿大,记忆力减退,以近事记忆力下降为主,定向力、计算力减退，注意力难以集中，懒言少语，思维迟缓，入睡困难。

（2）排除药物、中毒及躯体器质性病变所致。

3. 中医鉴别诊断　与郁病、痴呆相鉴别。

4. 中医辨病辨证分析　症见颈前肿大，乏力，记忆力下降，定向力、计算力减退，注意力难以集中，懒言少语，思维迟缓，入睡困难，舌淡，苔薄白，脉弦，病属"瘿病"范畴，辨证属气郁痰阻证。长期忧思郁虑，导致气机郁滞，肝失疏泄，肝郁气滞，气滞津停，酿生痰湿，痰气交阻，凝结成瘿病。病位在肝、脾，与心有关。

5. 治法方药

治法：理气舒郁，化痰消瘿。

方药：四海舒郁丸加减。昆布 30 g，海带 30 g，海藻 30 g，海螵蛸 30 g，海蛤壳 30 g，浙贝母 15 g，郁金 15 g，木香 15 g，陈皮 15 g。

方解：方中昆布、海带、海藻、海螵蛸、海蛤壳、浙贝母化痰软坚，消瘿散结；郁金、木香、陈皮疏肝理气。全方合而有理气舒郁，化痰消瘿之功。临证时如患者肝气不舒，见胸闷、胁痛者，可加柴胡、枳壳、香附、延胡索、川楝子等；咽部不适，声音嘶哑者，可加牛蒡子、桔梗、木蝴蝶、射干等清音利咽消肿。

病例特点及转归

本例病例特点为：① 中年女性，主要症状为双下肢乏力，活动后加重，记忆力减退，以近事记忆力下降为主，定向力、计算力减退，注意力难以集中，懒言少语，思维迟缓，入睡困难。② 神清，交谈接触稍被动，未查及幻觉妄想，情绪稍低落，意志行为活动减退，自知力存在。③ 抗甲状腺过氧化物酶抗体＞1 000.00 IU/mL，抗甲状腺球蛋白抗体＞109.89 IU/mL；甲状腺彩超示甲状腺增大，腺体回声增粗，分布不均。轻度异常脑电图、脑地形图（慢波稍增多）。MRI 头颅平扫示中脑腔隙灶，右侧上颌窦黏膜囊肿。综合以上，临床考虑甲状腺功能减退所致精神障碍。

嘱低盐低脂饮食，定时定量进餐，不吃零食和随意加餐，饮食清淡，低脂少油，无糖少盐，适当运动，低至中等强度有氧运动，如散步、打太极拳、健身操等，运动宜在饭后 1 小时以后进行，每次坚持 30 分钟，每周运动 5 次或以上，运动时随身携带饼干、糖等食物以防低血糖，并辅以心理疏导，予维生素 D 钙咀嚼片补钙,左甲状腺素钠片替代治疗。中医治疗以理气舒郁,化痰消瘿为法,配合中医外治针灸、穴位贴敷等协助治疗。经治疗后,患者下肢乏力改善,病情好转,患者及家属要求出院,嘱门诊随诊。

护理

(1)患者常会出现食欲不振,注意饮食搭配,既要营养均衡,又能引起患者食欲。出现睡眠障碍,白天可以适当地增加其活动量,减少卧床时间,睡前采取一些助眠措施,必要时遵医给予安眠药物。

(2)护士要与患者建立治疗性信任关系,理解和同情患者,接纳其病态表现,鼓励其倾诉内心痛苦。

(3)嘱患者按时按量服药,护士密切观察患者用药后的疗效及不良反应,发现不适及时告知医生。

基本情况

一般情况：某女,29 岁,初中文化,已婚,自由职业。

主诉：全身多关节疼痛,伴颜面部皮疹半年,精神异常 2 个月。

现病史：患者半年前无明显诱因下全身逐渐出现双手指间关节、双腕关节、双肘关节等多个关节疼痛,颜面部皮疹、红斑,强光照射后明显,双下肢轻度凹陷性水肿,无明显晨僵,无关节肿胀,无恶寒发热等症。病后曾至当地医院风湿免疫科住院治疗,住院期间查尿常规:尿蛋白(＋),尿红细胞(＋),抗 dsDNA 抗体(＋＋),抗核抗体(＋＋＋),补体 C_3 0.24 g/L,头颅 MRI、脑脊液检查未见明显异常,诊断为"系统性红斑狼疮"。经予地塞米松 15 mg/日治疗 1 周后,患者诉关节疼痛及颜面部皮疹好转,随后出现精神异常,整日郁郁寡欢,唉声叹气,淡漠少语,持续约 3 日后烦躁不安,急躁易怒,情绪不稳定,坐卧不宁,乱发脾气,易激惹,无意识障碍,无高热寒战,无四肢抽搐,无二便失禁等症。经请神经内科会诊后,拟诊"激素所致精神障碍",建议暂停使用激素。停用激素 1 周后上述精神症状逐渐好转,情绪较稳定,但停用激素后患者颜面部红斑逐渐出现,全身多关节疼痛,再次予泼尼松 30 mg/日治疗,用药 2 周后再次出现精神异常,情绪不稳定,烦躁不安,易激惹,转入神经内科继续治疗,病程中饮食基本正常,夜寐差,大便尚调,小便频。病前性格内向,人际关系欠佳,工作能力一般。

入院查体：体温 36.5℃,呼吸 20 次/分,血压 115/75 mmHg。颜面部可见蝶形红斑,双肺呼吸音清,心率 80 次/分,律齐,未闻及杂音,腹软,无压痛及反跳痛,双下肢轻度凹陷性水肿。神经系统检查未见明显异常。精神检查:意识清晰,反应正常,定向力正确,自知力不完整。双眉紧皱,不愿与人多交流,稍显烦躁不安,心情烦闷,感觉过敏,兴趣减退,注意力欠集中,否认幻觉、幻听,否认被害妄想,远近记忆良好,智能初查无异常,暂未发现冲动攻击行为。舌质红绛,苔黄腻,脉弦滑数。

辅助检查： 血红蛋白 90 g/L,白细胞计数 4.5×10^9/L,尿蛋白(＋＋),白蛋白 31 g/L;抗核抗体、抗双链 DNA 抗体阳性,补体 C_4 0.22 g/L。C 反应蛋白、电解质、凝血功能、甲状腺功能、心脏标志物联合检测、心肌酶、肿瘤标志物等均未见明显异常。随机血糖 8.1 mmol/L。心电图检查示窦性心律,大致正常心电图。脑电图、胸片、头颅 MRI 未见异常。

西医诊断治疗

1. 西医诊断　糖皮质激素所致精神障碍。

2. 诊断依据

(1) 有明确的应用糖皮质激素治疗史。

(2) 精神症状表现为烦躁不安,急躁易怒,情绪不稳定,坐卧不宁,乱发脾气,易激惹。

(3) 精神症状与糖皮质激素应用呈明显相关性。

(4) 排除原发躯体疾病所致精神障碍。

(5) 社会功能受损。

3. 西医鉴别诊断

(1) 系统性红斑狼疮所致精神障碍：神经精神症状是系统性红斑狼疮的常见症状之一,常表现为器质性综合征症状群,如意识障碍,也可表现为智能、记忆障碍或轻度认知障碍。其次表现为类分裂样症状或抑郁症状或类神经症症状群。一般认为精神症状是在系统性红斑狼疮所致的脑内小血管病变引起的散发性梗死和出血基础上,加上尿毒症、贫血、高热、水电解质紊乱等因素所致。该患者在应用激素后出现精神症状,停用激素后缓解,而系统性红斑狼疮所致精神障碍则应在使用激素治疗后消退,此外,精神症状的消长与系统性红斑狼疮的全身性病情演变无明显关系。

(2) 心境障碍：患者的主要表现是情绪的稳定性差,情感脆弱,有时易激惹,并非以较为持久的抑郁或躁狂为主要表现,且症状的出现与激素的使用有明确的时间相关性,故可鉴别。

4. 西医治疗

(1) 逐渐减用或停用或换用其他种类激素。

(2) 如因躯体疾病不能停用激素,可继续小剂量使用,或同时配合精神药物对症处理。

(3) 精神药物的使用剂量和持续时间通常需要个体化考虑,一般使用治疗剂量的低值即可,待症状消失后,即可逐渐减停。

中医辨证施治

1. 中医诊断　狂病(痰火扰心证)。

2. 诊断依据

(1) 起病急骤,突然狂暴无知,言语杂乱,喧扰不宁,呼号打骂,不避亲疏。

(2) 性情急躁,或毁物打人,或哭笑无常;头痛失眠,渴喜冷饮,便秘尿赤。

3. 中医鉴别诊断　与郁病、痴呆相鉴别。

4. 中医辨病辨证分析　症见全身多关节疼痛伴颜面部皮疹,精神行为异常,烦躁不安,急躁易怒,情绪不稳定,坐卧不宁,乱发脾气,易激惹,纳寐差,舌质红绛,苔黄腻,脉弦滑数,病属“狂病”范畴,辨证属痰火扰心证。五志化火,鼓动阳明痰热,上扰清窍,故见性情急躁;阳明独盛,扰乱心神,神机逆乱,症见突然狂暴无知,言语杂乱;舌质红绛,苔黄腻,脉弦滑数,皆属痰火壅盛,且有伤阴之势;以火属阳,阳主动,故起病急骤而狂暴不休。

5. 治法方药

治法:镇心涤痰,泻肝清火。

方药:生铁落饮加减。生铁落 20 g,胆南星 15 g,贝母 10 g,橘红 10 g,石菖蒲 20 g,远志 10 g,茯神 15 g,辰砂 10 g,麦冬 10 g,玄参 10 g,连翘 10 g。

方解:方中生铁落重镇降逆,胆南星、贝母、橘红清涤痰浊;石菖蒲、远志、茯神、辰砂宣窍安神;麦冬、玄参、连翘养阴清热。如痰火壅盛而苔黄腻者,加礞石滚痰丸泻火逐痰;谵语发狂,便秘尿黄者,用当归龙荟丸清肝泻火,或用安宫牛黄丸清心开窍。

病例特点及转归

　　本例病例特点为：① 青年女性，明确诊断为系统性红斑狼疮，在使用糖皮质激素后出现情绪不稳，烦躁不安等精神异常症状，停用激素后情绪异常症状缓解，再次使用激素后又出现类似精神症状。② 自知力不完整，双眉紧皱，不愿与人多交流，稍显烦躁不安，心情烦闷，感觉过敏，兴趣减退，注意力欠集中。③ 血红蛋白 90 g/L，白细胞计数 4.5×10^9/L，尿蛋白（＋＋）；肝功能白蛋白 31 g/L；抗核抗体、抗双链 DNA 抗体阳性，补体 C_4 0.22 g/L。综合以上，临床考虑糖皮质激素所致精神障碍。

　　该患者两次使用激素治疗后均出现精神症状，但全身关节痛、皮疹等系统性红斑狼疮症状明显好转，换用较少引起精神障碍的激素氢化可的松 10 mg/日治疗，同时配合予奥氮平片 5 mg/次，1 次/晚，1 周后患者情绪较平稳，且系统性红斑狼疮症状控制尚可。

护理

　　（1）将患者安置在重点病房，加强护理和安全管理，防止意外发生。

　　（2）耐心解答患者的各种提问，帮助患者减轻心理负担，鼓励其积极配合治疗和护理，并制定主要的康复目标，在病情许可的情况下鼓励患者进行自我护理，以增强信心。

　　（3）观察患者使用激素的种类、用量及用药效果和不良反应，发现精神症状加重，及时报告医生，逐渐减用、停用或换用其他种类激素。

基本情况

一般情况：某女，25 岁，大学文化，未婚，公司会计。

主诉：自语自笑、行为异常 3 个月，加重 1 周。

现病史：患者 3 个月前无明显诱因下逐渐出现孤僻表现，极少愿意出门和亲朋好友聚会、聊天，下班回家不爱做家务，常单独静坐发呆又否认有心事，夜间入睡困难。经询问后诉，自己在路上经常看到不熟悉的人谈论她、跟踪她。近 1 周来有时自语大骂"看你们究竟要怎样才能放过我"，说经常听到耳边有声音议论她，多是难听的话，但又看不到人。声音有时清晰、有时模糊，不熟悉的声音居多，多为女性，白天、晚上都出现。拒绝上班，经常自言自语，有时大笑或对空骂人。最近 1 周通宵不眠，情绪激动，频繁自语、冷笑，对空谩骂，拒绝进食，说食物里有异味，经家人反复劝说才勉强来诊。病中无头痛、发热及抽搐史。病前性格好强、敏感、多疑，人缘好，工作能力强。

入院查体：体温 36.5℃，心率 69 次/分，呼吸 20 次/分，血压 116/68 mmHg。接触被动，目光警惕。经医生耐心解释和保证，患者表示愿意和医生交流。意识清晰，反应稍显迟钝，定向力正确，自知力不完整，语音低，感觉过敏，情绪低落，闷闷不乐，无愉快感，兴趣减退，有轻生念头，精力减退，有幻觉、幻听、被害妄想。计算力、理解力正常，远近记忆良好，智能初查无异常，暂未发现冲动攻击行为。躯体及神经系统检查未见异常。舌质淡，苔白腻，脉弦滑。

辅助检查：血常规、超敏 C 反应蛋白、血生化、电解质、凝血功能、感染性八项、肿瘤标志物测定等均未见明显异常。甲状腺功能：T3、T4、TSH 均下降。随机血糖 4.7 mmol/L。心电图检查示窦性心律，大致正常心电图。头颅

MR 未见异常。

西医诊断治疗

1. 西医诊断　垂体功能异常所致精神障碍。

2. 诊断依据

（1）症状标准：反复出现言语性幻听、幻觉，被害妄想，情感淡漠，怪异行为，有明显的意志减退或缺乏。

（2）程度标准：自知力不完整，社会功能严重受损。

（3）时间标准：自语自笑、行为异常 3 个月。

（4）排除器质性精神病、精神活性物质和非成瘾性物质所致精神障碍。

3. 西医鉴别诊断　与器质性精神障碍、情感性障碍相鉴别。

4. 西医治疗

（1）抗精神病药物的个体治疗，处理可能出现的不良反应，如锥体外系不良反应。

（2）自知力逐步恢复后，可以予心理康复治疗及评估预后。

（3）持续争取家庭与社会支持，提高治疗依从性，改善长期预后。

（4）风险评估，包括人身安全风险如暴力攻击、自杀自伤、逃跑走失、受到他人伤害等；对高风险患者应及时采取相应措施，并告知监护人。

（5）精神分裂症患者的治疗计划应兼顾足疗程，阶段性、个体化的治疗计划。其中阶段性是指不论对首发、复发还是急性恶化的患者，治疗均包括急性期、巩固期和维持期治疗。

中医辨证施治

1. 中医诊断　癫病（痰气郁结证）。

2. 诊断依据　情感淡漠，怪异行为，有明显的意志减退或缺乏，自语自笑，行为异常。

3. 中医鉴别诊断　与郁病、痴呆相鉴别。

4. 中医辨病辨证分析　症见情绪低落，闷闷不乐，自言自语，喜怒无常，行为异常，多疑多虑，幻听幻觉等，目光警惕，纳寐差，舌苔白腻，脉弦滑，属中医

"癫病"范畴,证属痰气郁结证。《素问》说"百病生于气也,怒则气上,悲则气消……思则气结""脾在志为思",患者平素精神敏感,生性多疑,性格要强,工作压力较大,思虑过多,久则伤及脾脏,脾失健运,气机不畅,易致痰湿内生,痰气交阻,蒙蔽神窍;加之思虑过多,心血内耗,长此以往,更致心神失养,神无所依。心脾两脏受损,故表现为自言自语,触事易惊,多疑多虑,幻听幻觉,不易入睡,多梦易醒等症;舌苔白腻,脉弦滑为痰气交阻之征。病位在脑,与心、脾两脏关系密切,以痰气交阻为标,心脾两虚为本,病属虚实夹杂。

5. 治法方药

治法:化痰解郁,健脾养心。

方药:涤痰汤加减。胆南星 10 g,姜半夏 9 g,枳实 8 g,陈皮 10 g,竹茹 3 g,石菖蒲 10 g,川芎 10 g,当归 10 g,茯苓 15 g,酸枣仁 10 g,炙甘草 10 g。

方解:方中胆南星、姜半夏、竹茹、石菖蒲化痰浊,陈皮、枳实理气,数药相配,解痰气交阻之标;配合川芎、当归养心血,茯苓健脾兼以宁心,酸枣仁安心神,炙甘草调和诸药。全方合用,标本兼治,暂以治标为主,若到后期,标证得解,可予健脾养心。若痰浊较重,可加白芥子祛皮里膜外之痰;若痰郁化热,可加大半夏、竹茹药量,也可加瓜蒌、黄芩、黄连等清热化痰;若痰邪上攻,精神错乱,目瞪不瞬,舌苔白腻,当以醒神开窍为先,予苏合香丸。

病例特点及转归

本例病例特点为:① 青年女性,首次发病,以阳性症状为主,有一定的兴奋、激越,基本能配合治疗。② 主要症状为自语自笑,行为异常,情绪低落,闷闷不乐,无愉快感,兴趣减退,有轻生念头,精力减退。③ 接触被动,目光警惕。经医生耐心解释和保证,表示愿意和医师交流。意识清晰,反应稍显迟钝,定向力正确,自知力不完整,语音低,感觉过敏。有幻觉、幻听,被害妄想。计算力、理解力差,远近记忆良好,智能初查无异常。④ 甲状腺功能 T3、T4、TSH 均下降。综合以上,临床考虑垂体功能异常所致精神障碍。

给予利培酮 1 mg/日,奥氮平 2.5 mg/次,1 次/晚。1 周内逐渐将利培酮加量至 4 mg/日。1 周后,患者睡眠改善,每晚能安静入睡 7~8 小时,诉被议论的声音次数减少、消失,情绪稳定,认为住院环境是安全的,但仍然认为家里和单位存在危险,不认为自己的症状是精神病的表现。生命体征正常,饮食及大小便正常,未见其他明显药物不良反应。在系统药物治疗的同时配合自知力恢复训练,加强心理-社会干预,另配合针灸及康复锻炼等治疗。2周后幻听消失且未再出现,自知力基本恢复,能认定病中的体验是不正常的,对为何会出现此类症状感到奇怪(经医师解释说明后,对疾病的性质有简单的理解)。患者情感反应协调,无不适主诉。血常规、肝肾功能、血糖、血脂、心电图复查正常。家属和患者均要求出院,医师评估后同意出院,并嘱咐出院后的注意事项。出院前 PANSS 量表评定总分 38 分(阳性量表分 7 分,阴性量表分 10 分,一般精神病理量表分 21 分)。避免情绪激动、过度劳累,门诊定期随诊。

护理

(1)严格按医嘱给予抗精神障碍药物,对患者及家属进行有关药物治疗的健康教育,包括药物治疗的重要性,讨论家庭如何帮助患者管理和指导用药,保证治疗计划实施。

(2)勿在患者面前窃窃私语,以免诱发疾病,观察患者言行及情绪变化,必要时暂时隔离,防止冲动伤人等意外发生。

病例 38 库欣综合征所致精神障碍

基本情况

一般情况：某女,37 岁,大学文化,已婚,单位文职人员。

主诉：急起狂躁,妄想 1 周。

现病史：最近 1 周,患者突然出现狂躁不安,夜不能眠,被害妄想,总觉被人跟踪或被人偷窥,极度恐惧,有自杀念头。无发热,无头痛,无呕吐,无肢体抽搐,无二便失禁。曾到外院急诊就诊,服用阿普唑仑片无好转,为求进一步诊治收住入院。3 年前出现肢体浮肿,肥胖,满月脸,当地医院考虑肾病,予口服氢氯噻嗪片,效果不佳。血糖偏高 2 年,未系统治疗。血压偏高 2 年,未规律服用降压药。近半年来月经不规则,但未绝经。

入院查体：体温 36.5℃,心率 80 次/分,呼吸 20 次/分,血压 160/95 mmHg。形体肥胖,满月脸,双下肢浮肿,有色素沉着。精神状况查体：意识欠清,反应迟钝,时间、地点定向欠佳,自知力不完整。计算力、理解力差,感觉过敏,易怒,有自杀倾向,精力减退,有幻觉、幻听,被害妄想,较难配合检查。神经系统检查未见异常。

辅助检查：血、大便常规未见异常。尿液分析：蛋白(＋)。血钾 3.2 mmol/L,血钙 1.92 mmol/L,总胆固醇 6.5 mmol/L,甘油三酯 2.2 mmol/L,低密度脂蛋白 4.4 mmol/L。凝血功能、甲状腺功能、心脏标志物联合检测、心肌酶谱、肿瘤标志物测定等均未见明显异常。随机血糖 6.9 mmol/L。心电图检查示窦性心律,大致正常心电图。头颅 MR 示侧脑室角缺血灶。中度异常脑电图。

西医诊断治疗

1. 西医诊断　库欣综合征所致精神障碍。

2. 诊断依据

（1）症状标准：临床表现有典型症状、体征者，如向心性肥胖、高血压、糖代谢异常、低钾血症和骨质疏松，即可做出诊断。

（2）库欣综合征内分学诊断试验：疑诊患者可行筛查试验：24 小时尿游离皮质醇（UFC）、午夜血清/唾液皮质醇测定、1 mg 过夜地塞米松抑制试验（ODST）、经典小剂量地塞米松抑制试验（LDDST，2 mg/日×48 小时）。如以上 2 项检查异常，则高度怀疑库欣综合征，需要进行下一步定位检查。血促肾上腺皮质激素（ACTH）测定、经典大剂量地塞米松抑制试验（HDDST，8 mg/日×48 小时）是主要的定位实验室诊断方法。

（3）排除精神活性物质和非成瘾性物质所致精神障碍。

3. 西医鉴别诊断

（1）脑器质性精神障碍：脑器质性精神障碍患者也有可能引起精神症状，多伴有意识障碍、智能障碍或记忆障碍，同时可伴有躯体症状或神经系统阳性体征，结合实验室检查的阳性发现，鉴别诊断一般不难。患者无颅内肿瘤、脑脓肿、慢性硬膜下血肿、急性脑梗死等颅内占位性器质性病变，无感染病史。

（2）情感性障碍：急性起病且表现为兴奋话多的精神分裂症患者需与躁狂鉴别。躁狂症患者的情感感受高涨生动、有感染力，情感反应和思维内容与周围环境一致，病程具有间歇发作的特点。而精神分裂症患者虽然言语动作增多，但情感不是高涨，而是与环境不协调，无感染力。表现为木僵的精神分裂症患者需与抑郁症鉴别，抑郁症患者的精神运动抑制也可达亚木僵甚至木僵的程度，但情感是低落而不是淡漠，话虽少但切题，且会流露忧伤的情绪。

4. 西医治疗

（1）治疗原发病，降低皮质醇水平，缓解临床症状体征，治疗相关系统的并发症，保护垂体功能，提高生活质量。

（2）抗精神病药物治疗，处理可能出现的不良反应，如锥体外系不良反应。

（3）降压、降糖、补钾、补钙等，保持水电解质平衡。

（4）内分泌科会诊，跨学科诊疗。

(5) 风险评估,包括人身安全风险如暴力攻击、自杀自伤、逃跑走失、受到他人伤害等;对高风险患者应及时采取相应措施,并告知监护人。

中医辨证施治

1. 中医诊断　狂病(痰火扰神证)。

2. 诊断依据

(1) 青年女性,急性起病。

(2) 狂躁不安,夜不能眠,被害妄想,极度恐惧,有自杀念头。

(3) 排除药物、中毒及躯体器质性病变所致。

3. 中医鉴别诊断　与郁病、癫病相鉴别。

4. 中医辨病辨证分析　症见狂躁不安,夜不能眠,被害妄想,极度恐惧,有自杀念头,舌质红,苔黄腻,脉弦滑,病属"狂病"范畴,辨证属痰火扰神证。患者平素脾肾不足,水湿内停,痰湿内生,痰湿久蕴化热,痰热内扰心神,发为狂病;舌质红,苔黄腻,脉弦滑为痰火扰神之征。病位在脑,与心、脾、肾关系密切,以心神受损为主,病性属本虚标实。

5. 治法方药

治法:清泄肝火,涤痰醒神。

方药:程氏生铁落饮。生铁落 30 g,钩藤 1 g,胆南星 8 g,贝母 10 g,橘红 10 g,茯苓 20 g,石菖蒲 10 g,远志 10 g,朱砂 0.3 g(冲服),麦冬 10 g,玄参 10 g,连翘 10 g,丹参 10 g,天冬 10 g。

方解:方以生铁落平肝重镇,降逆泄火;钩藤除心热平肝风而泄火;胆南星、贝母、橘红、茯苓涤痰化浊;石菖蒲、远志、茯神、朱砂宣窍宁心复神;天冬、麦冬、玄参、连翘养阴清热解毒;丹参活血化瘀。若大便秘结者,加大黄、枳实泄热通腑;若痰火壅盛而舌苔黄腻垢者,用礞石滚痰丸逐痰泻火,再用安宫牛黄丸(水牛角 3 倍量易犀角)清心开窍;若神较清,可用温胆汤合朱砂安神丸主之,清热化痰,养阴清热,镇心安神。

病例特点及转归

本例病例特点为: ① 青年女性,首次发病,以狂躁、妄想为主,有一定的兴奋、激越,较难配合治疗。② 主要症状为狂躁不安,夜不能眠,被害妄想,极度恐惧,有自杀念头。③ 3 年前出现肢体浮肿,肥胖,满月脸,予口服氢氯噻嗪片效果不佳。血糖偏高 2 年,未系统治疗。血压偏高 2 年,未规律服用降压药。④ 意识欠清,反应迟钝,时间、地点定向欠佳,自知力不完整,计算力、理解力差,感觉过敏,易怒,有自杀倾向,精力减退,有幻觉、幻听,被害妄想。较难配合检查。⑤ 尿蛋白(+);血钾 3.2 mmol/L,血钙 1.92 mmol/L,总胆固醇 6.5 mmol/L,甘油三酯 2.2 mmol/L,低密度脂蛋白 4.4 mmol/L。头颅 MR 示侧脑室角缺血灶,中度异常脑电图。综合以上,临床考虑库欣综合征所致精神障碍。

利培酮 1 mg/次,1 次/日;阿普唑仑片 0.8 mg/次,1 次/晚;胰岛素控制血糖;氢氯噻嗪厄贝沙坦片降压;碳酸钙片 1.25 g/次,1 次/日;氯化钾缓释片 1 g/次,3 次/日。狂躁显著时,予地西泮注射液 5～10 mg,肌注或静脉推注。完善各项化验检查,脑 MRI、脑电图明确诊断后,转内分泌科继续治疗。

护理

(1) 加强安全护理,加强陪护并限制其活动,避免意外伤害事件发生。

(2) 帮助患者了解出现体态变化的原因,告知患者适当的治疗可以一定程度上恢复正常外貌,增强患者治疗信心和配合度。

(3) 督促患者按时按量服药,中药宜温服,如发现药物的不良反应,予以及时处理。

病例 39 尼古丁有害使用所致精神障碍

基本情况

一般情况：某男，64 岁，高中文化，已婚，退休。

主诉：担忧心烦、入睡困难 2 个月。

现病史：患者于 40 余年前开始吸烟，起初仅交际聚会时吸烟，每周 2～3 支，数年后因工作等原因吸烟次数频繁，每日数量 5～7 支，吸烟后自觉能缓解工作紧张及压力，后几十年来几乎每日均吸烟，数量 1～2 包不等，每日均离不开香烟，吸烟后除时有咽部不适外，余无明显异常，也尝试戒烟，但均以失败告终。患者 2 个月前无明显诱因下自觉心烦，坐立不安，胡思乱想，担忧害怕，紧张时容易发脾气，入睡困难，睡后易醒，梦多，有效睡眠时间仅 2～3 小时，甚至彻夜难眠，同时伴有心慌、乏力、头晕等不适，喜欢独自吸烟缓解紧张情绪，但又担心吸烟会得肺癌等疾病，遂来诊，发病以来言行异常，无自杀自伤等，饮食欠佳，二便正常。

入院查体：体温 36.5℃，心率 81 次/分，呼吸 20 次/分，血压 122/71 mmHg。精神科查体：意识清晰，烦躁，坐立不安，定向力正确，自知力完整。无幻觉、幻听，无被害妄想。记忆、计算力、理解力良好，智能正常。暂未发现冲动攻击行为。内科及神经系统查体无异常。舌质淡，苔薄白，脉细弱。

辅助检查：血常规、超敏 C 反应蛋白、血生化、电解质、凝血功能、甲状腺功能、心脏标志物联合检测、心肌酶谱、肿瘤标志物测定等均未见明显异常。心电图检查示窦性心律，大致正常心电图。头颅 MR 未见异常。汉密尔顿、宗氏焦虑抑郁量表评定示中度抑郁、中度焦虑状态。正常范围脑电图，地形图。胸部 CT、心脏彩超等均未见异常。

▌西医诊断治疗

1. 西医诊断　尼古丁有害使用所致精神障碍。

2. 诊断依据

（1）既往有吸烟史 40 余年，平均每日 1～2 包，曾尝试戒烟，但均以失败告终。

（2）近期出现心烦，坐立不安，胡思乱想，担忧害怕，紧张时容易发脾气，入睡困难，睡后易醒，梦多，有效睡眠时间仅 2～3 小时，甚至彻夜难眠，同时伴有心慌、乏力、头晕等不适，喜欢独自吸烟缓解紧张情绪。

（3）汉密尔顿、宗氏焦虑抑郁量表评定示中度抑郁、中度焦虑状态。

（4）排除器质性精神病、其他精神活性物质和非成瘾性物质所致精神障碍。

3. 西医鉴别诊断

（1）痴呆：痴呆是以呆傻愚笨为主要特征的疾病，常伴有生活能力下降或人格障碍，部分抑郁症患者常因不愿与外界沟通而被误认为痴呆，取得患者信赖并与之沟通后，两者可鉴别。

（2）精神分裂症：主要表现为幻觉、被害妄想、偏执、疑人害己，有时思维奔逸、欣快、情绪高涨，有冲动毁物等过激行为，有时情绪低落，有自伤、自杀行为，自知力缺乏。

4. 西医治疗

（1）药物干预：戒烟药物有效控制患者对烟草的渴望及缓解戒断症状，从而提高戒烟的成功机会。

（2）心理支持：烟草依赖及成瘾是个漫长的过程，通过心理支持帮助患者树立正确的认知和观念，提高患者戒烟的动机，争取家庭与社会支持，建立信心，嘱患者调畅情志，首先保持生活规律，养成良好的睡眠习惯，避免情绪波动。

（3）其他伴发症状的治疗，如抗焦虑抑郁、抗精神症状等药物的使用。

（4）综合治疗，经颅磁刺激、针灸等。

▌中医辨证施治

1. 中医诊断　郁病（心脾两虚证）。

2. 诊断依据

（1）心烦，坐立不安，胡思乱想，担忧害怕，紧张，易发脾气，入睡困难，睡后易醒，梦多，甚至彻夜难眠，心慌、乏力、头晕。

（2）有吸烟史 40 余年，平均每日 1～2 包。

（3）排除中毒及躯体器质性病变所致。

3. 中医鉴别诊断　与癫病、脏躁相鉴别。

4. 中医辨病辨证分析　症见担忧心烦，入睡困难，舌质淡，舌苔薄白，脉细弱，病属"郁病"范畴，辨证属心脾两虚证。患者忧愁思虑，久则损伤心脾，并使气血生化不足，心失所养，不主神明，发为本病。心失所养，不主神明，则多思善虑；舌质淡，舌苔薄白，脉细弱，均为心脾两虚，气血不足之象。病位在心、脾，病性属虚。

5. 治法方药

治法：健脾养心，补益气血。

方药：归脾汤加减。党参 15 g，白术 15 g，茯神 15 g，炙甘草 6 g，黄芪 15 g，当归 10 g，酸枣仁 10 g，远志 6 g，木香 5 g，大枣 10 g，生姜 6 g。

方解：方中党参、白术、炙甘草、黄芪等补脾益气，当归养心血，茯神、远志、酸枣仁宁心安神，木香理气醒脾。全方合而有健脾养心，补益气血之功。如心胸郁闷，情志不舒，可酌加郁金、佛手等理气开郁；如头痛，可加川芎、白蒺藜等活血祛风。

病例特点及转归

本例病例特点为：① 老年男性，亚急性起病，以心烦紧张，担忧不安，入睡困难症状为主。既往有吸烟史 40 余年，平均每日 1～2 包。② 意识清晰，烦躁，坐立不安，定向力正确，自知力完整。③ 汉密尔顿、宗氏焦虑抑郁量表评定示中度抑郁、中度焦虑状态。综合以上，临床考虑尼古丁有害使用所致精神障碍。

药物治疗方面予舍曲林抗焦虑，奥氮平改善精神症状，配合经颅磁刺激理疗改善睡眠，中医治疗方面外治予电针、雷火灸、穴位注射、穴位贴敷补益气血，中药内服方治以健脾养心，补益气血为法，同时针对戒烟问题予请相关专科指导。经给予上述综合治疗，患者紧张焦虑情绪较入院时有所缓解，睡眠改善,要求出院。避免情绪激动、过度劳累,戒烟门诊及脑病科门诊定期随诊。

护理

(1) 为患者提供良好的住院环境,确保患者安全。

(2) 予雷火灸、穴位贴敷等行气活血。嘱其多食补益气血的食物,如葡萄、黑木耳、山楂、洋葱等。

(3) 帮助患者制订近期目标和计划,争取家人的支持和关心,提高戒烟动机,以巩固疗效,防止疾病复发。

酒精使用所致精神障碍

基本情况

一般情况：杨某，男，55 岁，初中文化，已婚，家中务农。

主诉：大量饮酒 30 余年，减少饮酒后，发热伴幻视、幻听 2 日。

现病史：患者家属代诉，患者 20 岁左右开始饮用高度白酒，每日饮用 0.5～1.25 L 不等，酒后脾气暴躁。2 日前酒后与家人争吵时损毁家具，家人将其反锁家中强制戒酒。中止饮酒后 1 日，患者进食减少，每餐进食 50 g 左右，出现寒战发热，最高体温 38.9℃，自觉全身疼痛，无咳嗽咳痰，无尿频尿急尿痛等。家属予"感冒药"（具体不详）口服后体温恢复正常，之后患者出现烦躁不安，整夜不眠，自诉时常看到周围有许多毒蛇，有人在追杀他，对空谩骂，时有自言自语，言语难以理解，易激惹，家属恢复酒精供应后幻觉及妄想消失，仍时有烦躁不安症状。门诊拟"使用酒精所致的精神和行为障碍"收治入院。二便尚调，纳寐如前述，体重无明显变化。近 1 年来记忆力明显下降，时常忘记自己刚说过的话，但没有不能识人或外出后迷路。病前性格焦躁易怒，人际关系尚好，工作能力强。

入院查体：体温 37.5℃，心率 124 次/分，呼吸 22 次/分，血压 130/80 mmHg。精神状态检查：神清，接触主动，烦躁不安，意识尚清晰，反应尚可，定向力下降，自知力不完整。言语高声，感觉过敏，情感高涨，兴趣正常，无轻生念头，精力充沛，有幻觉、幻听，被害妄想，计算力、理解力差，远近记忆良好，智能初查无异常，有冲动攻击行为。躯体及神经系统检查未见异常。舌质红绛，苔黄厚腻，脉弦滑数。

辅助检查：血常规、超敏 C 反应蛋白、血生化、电解质、凝血功能、甲状腺功能、心脏标志物联合检测、心肌酶谱、肿瘤标志物测定等均未见明显异常。随机血糖 4.7 mmol/L。心电图检查示窦性心律，大致正常心电图。头颅 MR 示双侧基底节区多发脑缺血灶。

西医诊断治疗

1. 西医诊断　酒精使用所致精神障碍。

2. 诊断依据

（1）有长期大量饮酒史。

（2）精神科查体可见明确的精神行为异常。

（3）精神症状与饮酒或戒断有明确关系。

（4）排除器质性精神病、器质性疾病所致精神障碍，以及其余精神活性物质所致精神障碍。

3. 西医鉴别诊断

（1）器质性精神障碍：器质性精神障碍患者也有可能引起精神症状，多伴有意识障碍、智能障碍或记忆障碍，同时可伴有躯体症状或神经系统阳性体征，结合实验室检查的阳性发现，鉴别诊断一般不难。患者无颅内肿瘤、脑脓肿、慢性硬膜下血肿、急性脑梗死等颅内占位性器质性病变，无感染病史。

（2）偏执型精神分裂症：精神分裂症是一组病因未明的重性精神病，临床上往往表现为症状各异的综合征，涉及感知觉、思维、情感和行为等多方面的障碍以及精神活动的不协调。偏执型精神分裂症为精神分裂症中最常见的一种类型，以幻觉、妄想为主要临床表现。但精神分裂症多在青壮年缓慢或亚急性起病，无精神活性物质使用病史。患者有明确酒精慢性依赖病史，症状出现与酒精戒断有明确时间相关性。

4. 西医治疗

（1）与家属沟通，说明患者需立即进行系统戒酒治疗，应坚决停止酒精摄入，即便患者可能再次出现幻觉及妄想等精神症状。

（2）精神病药物治疗，尽量避免选择肝毒性药物，治疗量依据患者临床表现调整，一般低于普通精神病患者用量。

（3）依据患者临床症状可给予抗抑郁类药物治疗。

（4）若患者持续失眠，可给予苯二氮䓬类药物，但不宜长期服用。

（5）慢性酒精依赖患者多伴有 B 族维生素缺乏，可适当补充。

中医辨证施治

1. 中医诊断　狂病（痰火扰心证）。

2. 诊断依据

（1）神情抑郁，表情淡漠，静而少动，沉默痴呆，或喃喃自语，语无伦次；或突然狂奔，喧扰不宁，呼号打骂，不避亲疏。

（2）有癫狂家族史，或脑外伤史。多发于青壮年女性，素日性格内向，近期情志不遂，或突遭变故，惊恐而心绪不宁。

（3）排除药物、中毒及躯体器质性病变所致。

3. 中医鉴别诊断　与郁病、痴呆相鉴别。

4. 中医辨病辨证分析　症见自语自笑、行为异常，目光警惕，面色稍暗，纳寐差，舌质暗淡，苔白腻，脉弦滑，病属"狂病"范畴，辨证属痰火扰心证。七情所伤为主，或因思虑不遂，或因恼怒惊恐，癫病日久，心血内亏，心神失养，故神思恍惚，魂梦颠倒，善悲欲哭；血少气衰，脾失健运，血不养心，故饮食量少，肢体困乏，心悸易惊；阳明独盛，扰乱心神，神机逆乱，症见突然狂暴无知，言语杂乱，骂詈不避亲疏；舌质淡体胖，有齿痕，脉细弱无力者为心脾两虚，气血俱衰之征。病位在脑，与肝、脾、肾关系密切，以心神受损为主，病性属虚。

5. 治法方药

治法：益气健脾，养血安神。

方药：养心汤加减。黄芪 30 g，茯苓 30 g，当归 30 g，川芎 30 g，炙甘草 3 g，柏子仁 8 g，酸枣仁 8 g，远志 8 g，五味子 8 g，人参 8 g。

方解：方中人参、黄芪、甘草补脾益气；当归、川芎养心血；茯苓、远志、柏子仁、酸枣仁、五味子宁心神。全方合而有益气健脾，养血安神之功。如眩晕明显，可酌加钩藤、菊花以平肝息风；如瘀血明显，可加桃仁、赤芍、当归以活血化瘀；如烦躁不安，舌苔黄腻，脉滑数，可加黄芩、栀子以清热泻火；如有痰热，痰火上扰心神，则言语杂乱，骂詈不避亲疏，大便不通等，可予温胆汤合半夏、竹茹、瓜蒌加减。

病例特点及转归

本例病例特点为：① 中年男性，首次发病，以阳性症状为主，有一定的兴奋、激越，基本能配合治疗。② 主要症状为戒断酒精后出现的幻觉、幻听，为鲜明的视听幻觉，伴被害妄想，病中出现发热。③ 意识清，仪表邋遢，家属送入病房。定向力下降，情绪稍激动，思维联想迟缓，对酒精渴望度高，记忆力、智能正常，情绪不稳定，时有发脾气，自知力存在，计算力、理解力差，远近记忆减退，计算力减退。④ 头颅 MR 示双侧基底节区多发脑缺血灶。综合以上，临床考虑酒精使用所致精神障碍。

予以奥氮平片 5 mg/次，1 次/晚，地西泮 10 mg/日，复合维生素 B 片 0.6 mg/日，舍曲林片 50 mg/日及补液支持治疗，告知患者家属坚决停止供应酒精。头颅 MR 示双侧基底节区多发脑缺血灶。停止酒精供应 1 日后患者再次出现幻听、幻视，伴易激惹，时有攻击行为。临时予氟哌啶醇肌注控制患者精神症状。3 日后情绪逐渐稳定，偶有幻觉妄想，已无攻击行为，仍存在对酒精渴望。继续用药 7 日后患者幻觉妄想消失，精神检查：意识清，定向力完整，思维联想稍迟缓，否认幻觉妄想，记忆力、智能减退，偶有心烦，对饮酒有一定的反感，日常生活督促下尚可，自知力部分存在。家属和患者均要求出院，医师评估后同意出院，并嘱咐出院后的注意事项。嘱继续戒酒，避免情绪激动、过度劳累，门诊定期随诊。

护理

（1）为患者提供良好的住院环境，确保患者安全，留陪人随身陪伴，防止走失、自伤及伤及他人。防止摔伤和坠床，必要时给予约束。

（2）严格安全管理和探视制度，杜绝酒精流入病房。

（3）按时按量服药，密切观察药物的效果和不良反应，中药宜温服，日 1 剂。

基本情况

一般情况：某男，26 岁，初中文化，未婚，无业。

主诉：吸食毒品 2 年，戒断后激越不安 1 日。

现病史：患者家属代诉，患者 2 年前开始吸食海洛因，具体吸食量及吸食间隔不详，平素长期自行生活，与家中无联系。1 日前患者返家欲筹钱购买毒品，家属强制将其关于家中戒毒。初时患者焦躁不安，自诉胸闷心慌，要求外出购买毒品，家属拒绝后，烦躁不安逐渐加重，出现频繁打哈欠，流泪流涕，自诉腹痛、关节疼痛，彻夜不眠，之后出现撞墙等自残行为。家属为进一步治疗送入我院。病中无二便失禁，无腹泻呕吐，无惊厥抽搐，无幻觉幻听等。

入院查体：体温 36.5℃，心率 80 次/分，呼吸 20 次/分，血压 130/80 mmHg。躯体检查可见左侧额角新鲜创口，约 3 cm×3 cm，表面少许血痂，已无渗血渗液。四肢制动，右侧腕关节内侧可见约 3 cm×1.5 cm 创口，左侧外踝表面可见约 3×2 cm 创口，右侧内踝表面可见 4 cm×1 cm 创口，均为表皮挫伤，表面少许渗液。神经系统查体可见双侧瞳孔左：右=4.5 mm：4.5 mm，瞳孔对光反射迟钝。余未见明显异常。精神科查体：神清，四肢制动，主动接触，意识尚清晰，反应灵敏，定向力正确，自知力不完整。语音高亢，感觉减退，情绪激昂，思维破裂，时有胡言乱语，自诉认识高层领导，反复哀求或威胁医生及家属提供毒品或解除制动。智能及记忆力查体不配合。舌质暗淡，苔白腻，脉弦滑。

辅助检查：血常规、超敏 C 反应蛋白、血生化、电解质、凝血功能、甲状腺功能、心脏标志物联合检测、心肌酶谱、肿瘤标志物测定等均未见明显异常。随机血糖 4.8 mmol/L。心电图检查示窦性心律，大致正常心电图。头颅 MRI

未见明显异常。外送尿吗啡定性试验阳性。

西医诊断治疗

1. 西医诊断　阿片类所致精神障碍。

2. 诊断依据

(1) 对阿片类药物有强烈的渴求及强迫性觅药行为。

(2) 查体可见明确精神行为异常，结合患者病史，精神行为异常与患者中止阿片类药物摄入有明确相关性。

(3) 有阿片类药物依赖病史，尿吗啡定性阳性。

3. 西医鉴别诊断

(1) 器质性精神障碍：器质性精神障碍患者也有可能引起精神症状，多伴有意识障碍、智能障碍或记忆障碍，同时可伴有躯体症状或神经系统阳性体征，结合实验室检查的阳性发现，鉴别诊断一般不难。患者无颅内肿瘤、脑脓肿、慢性硬膜下血肿、急性脑梗死等颅内占位性器质性病变，无感染病史。

(2) 精神分裂症：精神分裂症的临床症状复杂多样，可涉及感知觉、思维、情感、意志行为及认知功能等方面，个体之间症状差异很大，即使同一患者在不同阶段或病期也可能表现出不同症状。精神分裂症患者也可表现出激越、亢奋状态，严重者也可出现自伤自残行为。但精神分裂症患者不会出现求药行为。本例患者有明确对毒品渴求行为，既往有阿片类药物依赖病史，尿吗啡定性阳性。患者精神行为异常与中止阿片类药物摄入有明确相关性。

4. 西医治疗

(1) 替代治疗：美沙酮等替代药物进行替代治疗，根据患者戒断症状及药物引发不良反应的严重程度随时调整剂量。

(2) 非替代治疗：指应用中枢 α2 受体激动剂减轻阿片类药物依赖的戒断症状。该类药物以可乐定和洛非西定为代表，其控制戒断症状的作用比美沙酮和盐酸丁丙诺啡弱。

(3) 防复吸治疗：常用的药物为纳洛酮和纳曲酮，为阿片受体阻滞剂，对阿片受体均有阻断作用，能明显减弱或完全阻断阿片类物质与受体的结合。消除阿片类物质产生的强化效应，淡化其对药物的渴求性和身体的依赖性。

(4) 治疗精神症状：针对幻觉、妄想等精神病性症状，可以采用奥氮平、喹硫平等非典型抗精神病药物治疗。合并有焦虑、抑郁症状的患者,可联合使用抗焦虑抑郁的药物。常用 5 - 羟色胺再摄取抑制剂类抗抑郁药,如帕罗西汀、艾司西酞普兰、氟西汀等。抗焦虑药可选用苯二氮䓬类药物,如奥沙西泮、劳拉西泮、阿普唑仑等。

(5) 心理行为治疗:心理治疗针对复发等问题能起到良好的治疗效果,常用的心理治疗方法有认知治疗、预防复吸治疗、行为治疗、群体治疗、家庭治疗、中医心理疗法(TIP 技术)等。

中医辨证施治

1. 中医诊断　癔发(瘀血内阻证)。

2. 诊断依据

(1) 神情亢奋,噪扰不宁,语无伦次,自残自伤。

(2) 有海洛因使用史,停止毒品摄入后症状发作。

(3) 既往无精神病史。

3. 中医鉴别诊断

(1) 郁病:郁病由情志不舒,气机郁滞所致,以心情抑郁、情绪不宁、胸部满闷、胁肋胀痛,或易怒易哭,或咽中如有异物梗塞等症为主要临床表现。

(2) 狂病:狂病也可出现噪扰不宁,伤人毁物等症状。但狂病为体内气郁化火或生痰,日久致瘀,蒙蔽心窍,引发神志异常。既往无药物、毒物摄入病史。本例患者有明确毒品吸食病史。

4. 中医辨病辨证分析　症见吸食毒品戒断后激越不安,胡言乱语,行为异常,有自伤行为,反复要求吸食毒品,有幻觉、幻听,面色晦暗,水米不进,彻夜不眠,舌质紫暗,有瘀斑,苔薄黄,脉弦数,病属中医学之"癔发"范畴,证属瘀血内阻。患者吸食阿片类毒物,此类毒物辛香走窜,开泄气道,耗损元气。同时也可提携元气,使得元气运行过速,损耗过多。日久体内元气暗损,若无此类毒物推动则元气无从运转,"气为血之帅,气行则血行",元气不行则气血不畅,经络不通,血结而瘀,气血凝滞,使脑气与脏腑之气不相接续而成此病。病位在脑,病性属虚。

5. 治法方药

治法:行气活血,清心镇静。

　　方药：补正丸加减。人参 30 g，白术 30 g，当归尾 30 g，黄柏 10 g，黄连 10 g，陈皮 8 g，柴胡 8 g，酸枣仁 10 g，桃仁 10 g，木香 8 g，甘草 6 g。

　　方解：方中人参补益肺气，白术、陈皮补益脾气，木香行气兼补益胃气，当归尾通经以利诸气，气旺则血行，血行则诸瘀解；辅以黄连、黄柏凉血生血，酸枣仁养心安神。全方合而有行气安神，活血化瘀之功。如眩晕明显，可酌加天麻、菊花以平肝息风；如身痛明显，可加延胡索、红花以加强活血化瘀；如有痰热，大便不通等，可予半夏、竹茹加减。

病例特点及转归

　　本例病例特点为：① 青年男性，首次发病，以阳性症状为主，有一定的兴奋、激越，不配合治疗。② 主要症状为停止毒品摄入 1 日后出现情绪激越，肢体、关节、腹部疼痛，有自伤自残行为。③ 既往有吸食海洛因史 2 年。④ 神清，四肢制动，主动接触。意识尚清晰，反应灵敏，定向力正确，自知力不完整。语音高亢，感觉减退，情绪高涨，思维破裂，时有胡言乱语，自诉认识高层领导，反复哀求或威胁医生及家属提供毒品或解除制动。智能及记忆力查体不配合。暂未发现冲动攻击行为。⑤ 外送尿吗啡定性试验阳性。综合以上，临床考虑阿片类所致精神障碍。

　　予口服美沙酮 20 mg/次，1 次/日，每日减量 20%，直至停药。辅以可乐定治疗，治疗方案如下表。同时予制动、心电监护、指脉氧监测。治疗第 3 日患者精神症状消失，求药行为减少，第 7 日查体已无特殊。家属要求出院，予出院。

表　可乐定治疗方案

治疗日数（日）	剂量（片）		
	晨	午	晚
1	2	2	3
2	3	3	4
3	3	3	4
4	3	3	4

(续　表)

治疗日数 （日）	剂量（片）		
	晨	午	晚
5	2	2	3
6	1	2	2
7	1	1	2
8	1	1	1
9	0	1	1
10	0	0	1

注：每片含可乐宁 0.1 mg。

护理

（1）为患者提供良好的住院环境，必要时安置在重症监护病房，专人重点监护，防止摔伤和坠床，必要时给予约束，防止自伤及伤及他人。

（2）严格安全管理和探视制度，杜绝各类毒品流入病房。

（3）密切观察戒断症状的出现，适时用药，减轻患者的痛苦。

（4）患者出院前，护士应帮助制订近期计划和目标，帮助患者争取家庭的支持和关心，切断瘾药来源，切断与供药者的来往，以巩固疗效，防止复发。

主要参考文献

［1］ 贾建平,陈生弟.神经病学[M].9 版.北京：人民卫生出版社,2022.

［2］ 郝伟,陆林.精神病学[M].9 版.北京：人民卫生出版社,2022.

［3］ 赵忠新,叶京英.睡眠医学[M].2 版.北京：人民卫生出版社,2022.